我们是历史

藏在国宝背后的故事

1

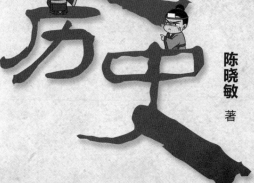

陈晓敏 著

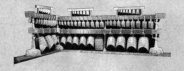

北京理工大学出版社
BEIJING INSTITUTE OF TECHNOLOGY PRESS

‖序

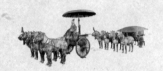

　　旅行，已经成为现代人生活不可或缺的一部分。去一个地方旅行时，因为陌生，好奇心会使人们不断地追寻，这是为什么，那是为什么。如何能够快速又深入地了解一个地方，最好的办法莫过于去当地的博物馆。因为每一座博物馆所收藏的历史文物，最能够代表一个时期的审美情趣和历史价值。每件文物背后一定会有一段精彩的故事，每段故事就是一段历史。历史是什么？历史就是时间累积，也是时间的记忆。每个人、每个家庭、每个乡村、每座城镇、每个国家，都有着独一无二的历史。因而一个国家的历史就是一个国家的记忆。我们都知道如果一个人记性不好，做事无序，就会影响他的人生。同样，一个国家不善于总结分析历史，在当下就会犯错误，所以才会有"读史使人明智"的说法。最重视历史的国家非中国莫属，中国从商代开始就有了专门的史官。因此，中国的历史资料也是最多的，仅一套"二十四史"就有四千万字，可谓浩如烟海，汗牛充栋。所以才会有"不读中国史，不知中国的伟大"的说法。

　　天地玄黄、沧海桑田，中国万花筒般的历史，色彩斑斓、千变万化。中国古人以无穷的智慧将中国千万年的历史浓缩在一件件文物之上，那些距今几千年甚至几万年的历史文物，它们曾是当时人们物质生活中不可或缺的生活用具。这些器物以它的形象、性能、用途、制作方法，等等，从不同的侧面忠实地记录了中华民族的历史。中华文明在历史长河中，创造了丰富而灿烂的历史文化，但是随着时间的推移，我国原有的传统文化大量沉寂成了博物馆养在"深闺"的没有生命的"化石""睡美人"。针对这一情况，习总书记提出了"让收藏在博物馆里的文物、陈列在广阔大地上的遗产、书写在古籍里的文字都活起来，让中华文明同世界各国人民创造的丰富多彩的文明一道，为人类提供正确的精神指引和强大的精神动力"的观点。由此，博物馆人改变工作思路，让更多有故事的藏品走到了前台，古朴典雅的瓷器，沧桑厚重的青铜器，栩栩如生、气韵浑然天成的书画作品，不仅让人们感受到了文物本身的魅力，而且感受到了千年中国传统文化的力量。岁月失语，唯物能言。

《我们是历史：藏在国宝背后的故事》以全新的视角解读五千年中国史。本书带领读者穿越古今王朝，探访先贤智者，重点讲述国宝背后鲜为人知的故事和曲折经历。在引人入胜、跌宕起伏的故事中，探寻中华文化魂魄，让读者置身其中，领略中华文化的价值与魅力。

从头骨化石到宋元明清的器物，从江南水乡到草原大漠，用文物讲述历史，用文物梳理钩沉中华文化，厘清中华文明独特的审美、发展脉络和价值观，为更多青少年、历史文物爱好者揭开文物神秘的面纱，打开历史探索之门。此书摒弃了"长篇论述""晦涩难懂的专业术语"，以短小的篇幅适应新时代文化传播特征，让繁忙的现代人通过碎片化的时间，可以"快速充电"，让更多人了解中华文化之源，在不知不觉间读懂中国五千年文明史，增强文化自信心，自觉传承中华优秀传统文化。

中国社会科学院民族学与人类学研究所研究员
契丹文字专家　　刘凤翥

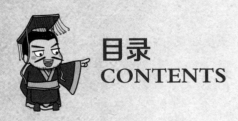

目录
CONTENTS

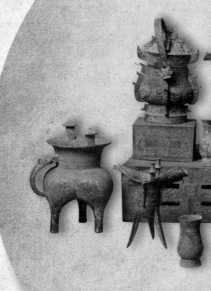

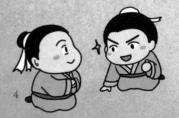

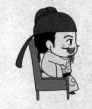
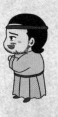

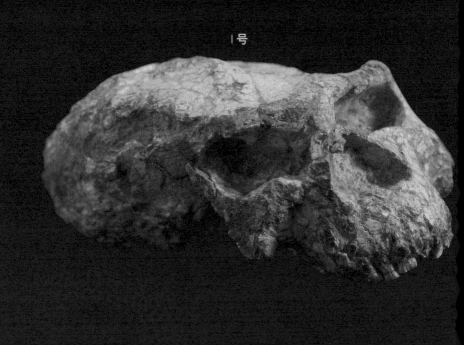

| 号

湖北郧县人头骨化石

——来自祖先的记忆

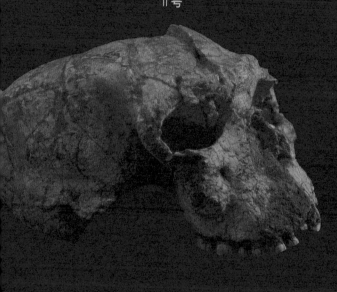

Ⅱ号

时　　代　旧石器时代（距今约 100 万年）

尺　　寸　Ⅰ号（男）长 26 厘米，宽 19 厘米，高 12 厘米

　　　　　Ⅱ号　脑量 1065 毫升

属　　性　直立人

出　土　地　湖北省十堰市郧县曲远河口学堂梁子

收　藏　地　湖北省博物馆

地　　位　国家一级文物，四大镇馆之宝之一

第四纪大冰期的到来，无情地宣告了全球性气温的大幅度变冷。为了食物，生活在非洲大陆上的直立人不得不离开熟悉的家园而踏上旅程。从北非到欧洲，再到亚洲，人类开始朝着不同方向进化，以适应北欧白雪皑皑的森林，抑或是印度尼西亚闷热潮湿的热带丛林。

而在中国，古老的汉江流域亦成为亚洲人类始祖生存的伊甸园。

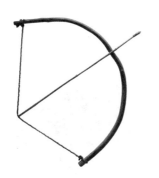

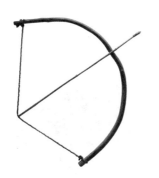

来自祖先的记忆

湖北郧县人头骨化石——

ⅠⅠ 一场爱情意外

100万年前的汉江，阳光穿过树叶间的空隙，照进一片亚热带森林。这里气候温暖湿润，水源充足，水草丰美。很多物种都惬意地生活在这片土地上。我们的主人公Ⅰ先生和Ⅱ小姐，就生活在这片热带森林的边缘。

他们出生在一个大家庭里，这个家庭的女人们负责采集植物果实，男人们则会利用河边捡来的石头，制作成各种工具外出狩猎。聪明能干的Ⅰ先生，在打制工具方面显然是个行家，他不只是利用现成的原材料，还可以根据要打制工具的种类，有目的地开采石料。精美的

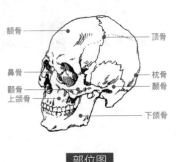

额骨　顶骨
鼻骨　枕骨
颧骨　颞骨
上颌骨　下颌骨

部位图

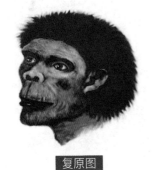

复原图

石锤、砸骨头的砍砸器、分割肉食的刮削器都是他的杰作。最令他自豪的是一把石斧，这把石斧沉而有力，能准确地砍出精密的切口，简直是斧界的"劳斯莱斯"。再加上超高的颜值，I先生成为这个大家族中姑娘们心目中的"男神"。在无数道热辣辣的目光中，含情脉脉的II小姐成为赢家。

夏日的夜晚，月光如水，两个坠入情网的年轻人，相互依偎在河边，享受着甜蜜时光。不料，山洪突然暴发，滚滚洪水裹挟着巨石奔流而下，瞬间吞噬了I先生和II小姐。没有人知道这个大家族经历了怎样的命运，在时间的长河中他们最终被泥沙掩埋，留下来的头骨中，细沙逐渐填充替换了脑组织形成骨结核，为后人留下了打开过去的钥匙。

E 头骨的秘密

提起我们中国人的祖先，相信很多人第一时间会想起"北京人"。鲜有人知道，在湖北省博物馆"长住"的两件郧县人头骨化石，比"北京人"还老 60 万岁。他们额头低平，眉弓粗壮，眼窝深凹而宽，鼻子短而上扬，鼻孔较大；上颌较长，唇长而薄，牙齿小而密且磨损严重。

根据研究结果，郧县人头骨化石与中国乃至亚洲发现的古人类化石，有许多相同或相似的特征，尤其突出地表现在面部特征上。郧县人的上颌颧突下缘有较明显的后折，与颞骨颧突相交的地方构成颧骨弓。而且上颌颧突根部在上颌骨的起点位置较高，距上颌齿槽缘的距离较近。这些典型特征与亚洲人类化石一致，证明了郧县人是人类演化长链中的一个重要环节。

直立人

古人类之一，距今180万—300万年前，生活在非洲、欧洲和亚洲地区。一般认为直立人起源于非洲，分为早期和晚期，能直立行走和制造工具，但脑容量较少，头部较多地保留了原始特征。

贾湖骨笛

——生命的低吟之音

时　　代　新石器时代（距今 7800 年—9000 年）

尺　　寸　长 23.6 厘米

文化类型　裴李岗文化分支贾湖文化

属　　性　乐器

出 土 地　河南舞阳县贾湖遗址

收 藏 地　河南博物院

地　　位　国家一级文物，"九大镇院国宝"之首

公元前 7500 年，埃及人开始使用铜器初显文明，世界上第一个农业城市在土耳其科尼亚附近的恰塔霍裕克形成，西亚人开始了畜牧活动，在使用石器的同时也学会了用陶土制作用具。

在东方，古老的淮河流域边则生活着这样一群人：渔夫、猎人、工匠、农民以及音乐家。他们居住在半地穴的房屋里，不再为食物发愁，对精神上的享受有了更多的追求。

生命的低吟之音

贾湖骨笛——

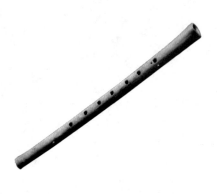

骨笛

E 鹤鸣九皋

让时光倒回到八九千年前的古淮河流域：波光潋滟的河面，倒映着岸边榆、柳、桑、梅等迎风摇曳的乔木，放眼望去绿油油的稻田交错分布。明媚的阳光下，梅花鹿、野兔在草丛里出没，獐和麋在水边嬉戏，丹顶鹤和天鹅在悠扬的笛声中翩然起舞。

在这仙境一般的地方坐落着一个原始小村落，有对纯朴善良的兄妹就住在这里。哥哥名为舞阳，是一名手艺高超的匠人；妹妹名为贾湖，天生就能听懂各种动物的语言，是动物们的好朋友。有一对丹顶鹤夫妻最为贾湖喜欢，它们戴着红帽子，系着黑围巾，让这个少女有种说不出的亲近之感，一人两鹤经常在一起玩耍。

一天，正当贾湖又与丹顶鹤夫妻在河边嬉戏时，一群凶恶的鬣（liè）狗，突然露着獠牙向贾湖扑来。离贾湖最近的雌丹顶鹤，勇敢地张开翅膀冲向鬣狗群，虽然赶跑了对手，但是自己也被鬣狗咬伤。因为伤势严重，雌丹顶鹤最终永远地闭上了双眼。这以后，雄丹顶鹤每天哀鸣，不吃不喝，最后也离开了贾湖。丹顶鹤夫妻死去后，贾湖一直无法释怀。看着日日郁郁寡欢的妹妹，哥哥心疼不已。他从逝去的丹顶鹤身上取下两翅骨，用自己的巧手，精心测量、钻孔，成功制出两支笛子。在一个月朗星稀的夜晚，舞阳手拿骨笛，倚树而立，骨笛在唇边吹响，犹如丹顶鹤生前的低吟。贾湖痴痴地听着，似乎又回到了与丹顶鹤夫妻嬉戏的时光。

最古老的乐器

贾湖骨笛一共出土了40多支，是迄今为止中国考古发现的最古老

原始人半穴居复原图
由天然洞穴、人工洞穴、竖穴、半穴居、穴居（南方巢居）到地面建筑，人类通过自己的智慧利用自然环境逐步开拓了属于自己的生存空间。

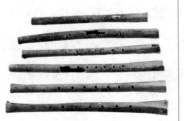

骨笛

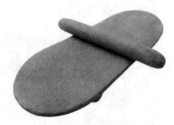

石磨盘及磨棒

的乐器，也是目前世界上发现的最早可吹奏乐器，形状很像现在的横笛。它们的出土把人类音乐史向前推进了3000多年。

骨笛采用鹤类尺骨管制成，制作规范，一般长20多厘米，直径约1.1厘米，出土完整的只有一件。骨笛上有5～8个同侧圆形钻孔，具备了五声、六声和七声音阶。有的骨笛上画有等分记号，表明制作之前经过了度量和计算。个别笛子的主音孔旁还钻有小调音孔。

在贾湖文化早期遗址中出土了两支骨笛，一支有5个孔，另一支有6个孔。这两支骨笛虽只能发出四声音阶，但因主音和筒音的位置不同，可以吹奏出完全不同情调的乐曲。中期遗址出土的骨笛都有7个孔，可以吹出5～7个音阶。晚期遗址出土的骨笛多达8个孔，不仅能吹出 7 个音阶，还可以吹出变化音。

　　贾湖骨笛是中国目前出土年代最早的乐器实物，被称为"中华第一笛"。它为后人研究中国音乐与乐器发展史，提供了弥足珍贵的实物资料。

垂青史册的发现

　　位于河南舞阳县贾湖村的贾湖遗址，主要分布在淮河上游，是裴李岗文化的主要源头，也是淮河流域迄今所知年代最早的新石器文化遗存。在这里，发掘出了大批房基、墓葬、窖穴、陶窑以及大量的生产工具，其中出土物中以七声音阶贾湖骨笛、9000 年酿酒技术、契刻龟甲、驯养动物和炭化粳稻而闻名于世。由此形成的贾湖文化与同时期西亚两河流域的远古文化相映生辉。

骨笛

最早的乐器，笛子的一种，现多用鹫鹰翅骨制成，音色高亢明亮，可独奏或合奏，又称鹰笛或鹰骨笛。浙江河姆渡、新疆巴楚、内蒙古赤峰都曾发现过骨笛，但以河南贾湖发现的骨笛年代最久，规制最完整，最具影响力。

鹳鱼石斧彩陶缸

——史前彩陶画的巅峰之作

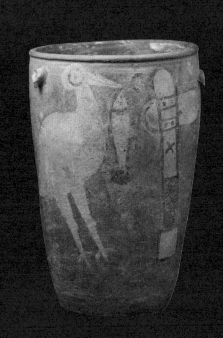

时　　代　新石器时代（距今约 6000 年）

尺　　寸　通高 47 厘米，口径 32.7 厘米，底径 20.1 厘米

文化类型　仰韶文化

属　　性　成人葬具

出 土 地　河南省汝州市阎村

收 藏 地　中国国家博物馆

地　　位　国家一级文物，首批禁止出国（境）展出文物之首

距今6000年左右的新石器时代，人类开始广泛从事农业生产，逐渐拉开了文明的大幕。两河流域和尼罗河流域先后进入铜器时代，苏美尔人的城市文明出现并繁荣，创造了世界上最古老的文字——楔形文字。随后不久，古埃及人创造出了象形文字。

亚洲东部的中国，黄河中游地区最重要的仰韶文化、下游一带的大汶口文化及长江中下游地区的崧泽文化正蓬勃兴起。石器磨制愈发精美，制陶技术进步，彩绘水平也提高。在众多部落中，有两个部落为生存领地的斗争也到了关键时期。

史前彩陶画的巅峰之作

鹳鱼石斧彩陶缸——

陶缸

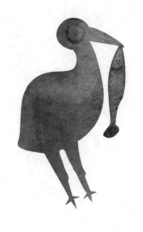

E 鸟和鱼的战争

距今约 6000 年左右，生活在黄河中游的众多部族，以农业为主，大量种植粟类作物和部分蔬菜，在饲养家畜的同时，也进行渔猎和采集。为了扩展更大的生存空间，这些部族间经常发生战争。

这不，最近鹳鸟部和鲢鱼部为了更有利的水源地，又起冲突了。英勇善战的鹳鸟部首领为了彻底解决这个问题，集合了部落中所有的精英力量，向鲢鱼部组织了一次进攻。他高举石斧，率先冲在前面，直到取得最后胜利。失利的鲢鱼部被迫迁徙到更远的地方。然而，这次胜利的代价是，鹳鸟部失去了自己无畏的首领。整个部族为了纪念这位英勇的首领，决定将首领的事迹通过画笔记录下来。经过大家反复商量，将要陪同首领下葬的瓮棺光荣地承担了这一任务。

这一时期，水与火的奥秘已成常识。泥土通过火的锻造，在他们手中变成千姿百态的陶器。为不辜负首领的赫赫战功，他们精心构思，仔细落笔：鹳鸟形体硕壮，眼睛大而有神；鱼则身体僵直，没有一丝生气。鹳鸟将鱼衔在口中表示了本族的胜利和敌人的失败。为了表现出首领的身份地位，首领生前所用的石斧（权力标志）也被威武地竖在了一旁。

中国画的雏形

彩陶缸以夹砂红陶为材，深腹直壁，平底中间有一圆孔。口沿下方饰突钮，腹部黑白彩绘"鹳鱼石斧图"。整幅作品的内容分为两组：右边是一把竖立的装有木柄的石斧，石斧上的孔眼、符号和紧缠的绳子，都被真实、细致地用黑线条勾勒出来。左边画的是一只圆眸、长喙、两腿直撑地面的水鸟。它昂着头，身躯稍微向后倾，显得非常健美，鹳嘴上衔着一条大鱼，全身涂白，并用黑线描绘鱼身轮廓。白鹳的眼睛很大，目光炯炯有神，鹳身微微后仰，头颈高扬；鱼眼则画得很小，身体僵直，鱼鳍低垂，毫无挣扎反抗之势，与白鹳在神态上形成强烈的反差。

一鱼一鸟一石斧，就此展开了一段史前文明的古老画卷，其用色之法，颇有后世中国画的"没骨"和"填色"，故有人认为它具中国画的雏形。所绘石斧修冶精细，绑缚规整，应为后世青铜斧钺的雏形。

彩绘陶缸属于仰韶文化成人瓮棺葬具，多造型简单，素朴无彩。此缸构图复杂，施彩用心，突出了所葬之人的显赫地位。

伊川缸

一种底部有圆孔的深腹陶缸，属仰韶文化时期的瓮棺葬具，因在河南伊川附近出土较多，故名。陶缸上的画面内容主要涉及人物、动植物、几何、天象、生殖崇拜及生活用具等多种类型。鹳鱼石斧图彩绘陶缸是其中最为出色的代表，其画是中国新石器时代考古中发现的画面最大、内容最丰富、技法最精湛的彩陶画。

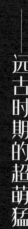

陶鹰鼎

——远古时期的超萌猛禽

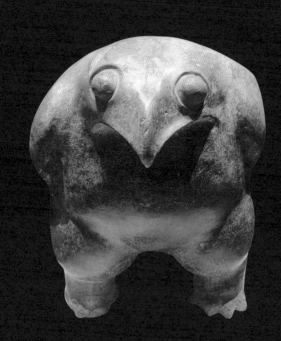

时　　代　新石器时代（约公元前 4300 年—前 3600 年）

尺　　寸　高 35.8 厘米，口径 23.3 厘米，最大腹径 32 厘米

文化类型　仰韶文化庙底沟类型

出 土 地　陕西省华县太平庄

收 藏 地　中国国家博物馆

地　　位　国家一级文物，首批禁止出国（境）展出文物之一

公元前 4300 年，当两河流域古巴比伦王国的人们发明出一套以图表意的记录系统，出现了世界上最早的书写形式时，远古的华夏大地正处于一个文化遍地开花、交相辉映的时代。

此时，黄河上游的马家窑文化、中游的仰韶文化庙底沟类型、下游大汶口文化和长江下游的良渚文化争奇斗艳，各具特色。

陶鹰鼎——

远古时期的超萌猛禽

E 美食家的心愿

五六千年前的黄河中下游地区及其边缘地区土地肥沃。在河流两岸经长期侵蚀而形成的阶地上，或在两河汇流处较高而平坦的地方，散落着或大或小的村落。居住在村落里的人们，把草和泥混合后，建成圆形或方形的房屋。建成后再将屋墙外部的草烧掉，这样的房屋不仅坚固，还可以防止雨水进入屋内。

这里的村落无论大小，都有一个女村长，负责安排村民们种粟、磨制石器、制作生活器具等工作。其中有位美食家村长，尤其酷爱"古董羹"（因食物入沸水时的声音而名，类如现在的火锅）。但"古董羹"每年才

25

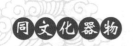
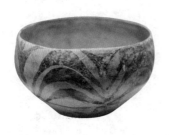

彩陶碗（中国国家博物馆藏）

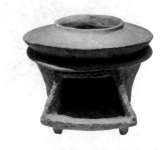

红陶釜灶（中国国家博物馆藏）

能吃上一次（全部落喜庆时），如何才能随时吃过瘾，成了"吃货"村长的心病。某天村长突然灵光一现，要在窑场举办为期一个月的陶器创意大赛，美其名曰是为了鼓励大家创新，其实是想集大家的智慧，满足自己随时吃上"古董羹"的心愿。

窑场有个年轻的小伙子发现每次庆祝丰收吃"古董羹"时，村长的笑容最灿烂。他琢磨着，要是能将涮食的鼎缩小，塑成具有王者之气的动物形，那第一名就非自己莫属了（数千年前的人就懂得了要抓住女人的心，就要先抓住她的胃的道理了）。恰巧这个小伙子是个鹰迷，于是后世人眼中超萌版的"鹰鼎"诞生了。

E "肌肉萌" 王者

鹰鼎由泥质黑陶制成，造型生动逼真。从鼎的正面欣赏，恰似一只活灵活现的雄鹰。位于头部正前方的两眼圆睁，炯炯有神；嘴部弯曲成锐利的钩状，其神态似在等待时机捕捉食物。鹰体呈圆形，肌肉丰满，健壮有力。它收起双翼站立着，双足与尾部着地，造型简洁有力，充满了浑厚的体积感。整个鹰的身体有一种向外扩张的内在力量，无论从哪个角度观赏，都能感到慑人的威猛气势。

鹰鼎最大腹径为 32 厘米，容积较大，两腿足近似袋状。鹰的长尾和两足巧妙地形成三足鼎立之势，稳定器体。这只有着"肌肉萌"的鹰鼎，带着上古的王者之气，也带着中原质朴的民风。

陶鼎

新石器时期出现的炊器，用于煮食物，一般为夹砂陶。器形大多为圆形，深腹，圜底或平底，有圆柱形或扁片形的三足。有的有双耳，带盖。最早见于河南新郑裴李岗和河北武安磁山遗址。后来又有了用青铜铸造的铜鼎。

红山玉龙
——华夏民族的代言人

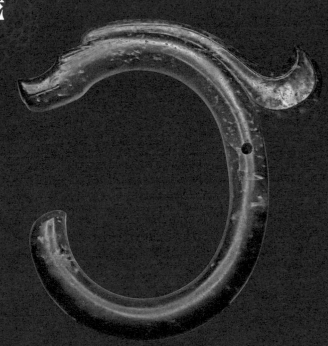

时　　代　新石器时代（约公元前 4000 年—前 3000 年）

尺　　寸　高 26 厘米，剖面直径 2.3～2.9 厘米

文化类型　红山文化

出 土 地　内蒙古赤峰市翁牛特旗赛沁塔垃嘎查

收 藏 地　中国国家博物馆

地　　位　国家一级文物，第三批禁止出（国）境展览文物之一

公元前 4000 年—前 3000 年，两河流域的苏美尔人建立了一系列城市国家，楔形文字成形，并在美索不达米亚平原南部开始兴建神庙。此时，亚洲中国燕山以北、大凌河与西辽河上游流域的先民们，也满怀虔诚地建造起自己的女神庙。他们祈求女神保佑地里种的粟、黍丰收，河里面的鱼、龟不绝，圈里面的猪、牛、羊繁衍……作为回报，他们将献上花纹最美的陶器和造型最精致的玉器。

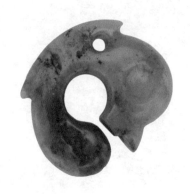

华夏民族的代言人

红山玉龙——

E 雨神的媒介

　　居住在五六千年前的西辽河上游的人们，已经不再把采集野果视为珍宝，而是有选择地种植谷物，等成熟后再用磨制的石器、骨器进行收割。狩猎之余，人们会把多余的野马、野牛、野猪等圈养起来，还会用木头搭建简单的房子。日子虽然过得惬意了很多，但并不能保证年年都衣食无忧，多雨或少雨的日子也得饿肚子。

　　每当这个时候，女族长就会因不能直接与雨神沟通而苦恼。天神，应该是无所不能、善于变化的。大小、明暗、行止随意可换，凡人不可见，但能量巨大。你看，雨水降临时，乌云密布，电光闪闪，相伴随的是"隆隆"的雷声；海潮涨落，龙卷风吸水，泥石流下山，也是"隆隆"的声响；就连鳄、牛、蟒蛇等动物的吼叫声，也和"隆隆"声接近。因此，这个雨神应该称为"隆"。

女族长决定打造一个与雨神"隆"可以沟通的媒介，这个媒介既要跟日常生活相联系，又得高于寻常能见到的东西，于是在部落中手艺最好的匠人多天努力工作后，"中华第一龙"诞生了。

E 玉 龙 面 世

20 世纪 70 年代在内蒙古赤峰市翁牛特旗出土的玉龙，吸引了全世界的目光。

此龙墨绿色，呈勾曲形；龙首较短小，口闭吻长，鼻端前突，上翘起棱，端面截平，有并排两个鼻孔；龙眼突起呈棱形，前面圆而起棱，眼尾细长上翘；颈上有长毛，尾部尖收而上卷，平面形状如一"C"字，形体酷似甲骨文中的"龙"字；龙身大部光素无纹，只在额及颚底刻以细密的方格网状纹；背部有对穿单孔，以绳系之悬持，头尾平衡，设计独具匠心。

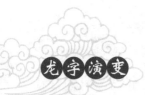

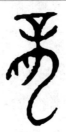 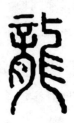

| 甲骨文 | 金 文 | 小 篆 |

巨口有牙、辛字威压（有惩罚之意），身子弯曲，表达了远古先民的受害恐惧和对灾难根源的想象。

从红山玉龙身上，人们能找到四种动物的影子：鹿眼、蛇身、猪鼻、马鬃。它的发现，不仅让中国人找到了"龙的子孙"的源头，而且使雨神与龙文化的内涵在此巧妙重叠。

猪与龙的结合

龙为鳞虫之长，是中国古代神话传说中的祥瑞动物。春分登天，秋分潜渊，能呼风唤雨，变幻多样。后世甚至成为天子专属，是中国传统文化中非常独特的标志性符号。

猪是怎样跟龙扯上关系呢？原来猪一开始出现时并不像现在这样温驯懒惰。强健的野猪性格暴躁，凶悍勇猛，狮子和老虎见了它也不敢轻易言胜。野猪被驯化后，成为人们的财富代表，并变为"家"的主要组成部分。当原始先民需要一个通灵之物和权力象征时，猪就自然而然成了龙的一部分。

人们在新石器时代很多遗址中都发现有类似龙形的遗存，关于龙的原型，也提出过各种假说，但不可否认的是，红山文化的这件玉龙是龙的原始形态，带着明显的猪首特征。

红山文化

红山文化以辽河流域支流西拉木伦河、老哈河、大凌河为中心，是以女性血缘群体为纽带的母系氏族社会的全盛时期；居民主要从事农业，饲养猪、牛、羊等家畜，兼事渔猎；石器打磨技艺精湛，彩陶纹饰丰富，尤以玉雕工艺水平为佳。

人头形器口彩陶瓶

——史前文明的摇篮

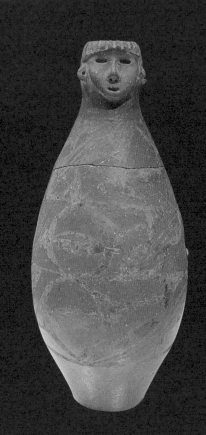

时　　代　新石器时代（约公元前 3500 年前）

尺　　寸　高 32.3 厘米，口径约 4 厘米，底径 6.8 厘米

文化类型　仰韶文化庙底沟类型

出土地　甘肃省秦安邵店大地湾

收藏地　甘肃省博物馆

地　　位　国家一级文物，镇馆之宝，"中国 20 世纪 100 项考古大发现"
　　　　　之一

相对于地球46亿年的漫长岁月，人类出现的新鲜劲儿还没过。距今4万年时，人类才以"智人"的身份，姗姗登上地球的舞台。之后又用了数万年的时间，和石头打交道、学习制作工具、掌握"火"的使用，跌跌撞撞一路前行。

公元前3000年左右，西亚两河流域的苏美尔文明正灿烂，而已进入农耕社会的中国也不甘示弱。黄河流域重要的彩陶文化之一仰韶文化庙底沟类型向西发展进入甘肃境内时，演变出的马家窑文化正蓬勃前进；长江中游的屈家岭文化形成，下游的良渚文化形成，人们已经会用原始"混凝土"来建造房子。

史前文明的摇篮

人头形器口彩陶瓶——

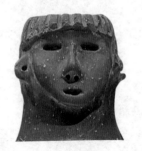

史前文明的陶瓶

永不远离的"女神"

5500 年前，在黄河流域中部的一个部落里，生活着一位集智慧与美貌于一身的少女。她短发齐额，挺鼻小嘴，面庞秀丽，爱穿一件红底带三角花瓣纹的连衣裙，深邃的双眸里散发着迷人的光芒。她就像是部落里的一盏明灯，无论什么忧心事，只要告诉了她都会得到顺利解决。因此，无论是长者还是孩童，没有人不喜欢她。

然而，天妒其才，她的生命却戛然而止于二八芳华。随后的寒来暑往中，大家的悲伤和对她的思念并没有消

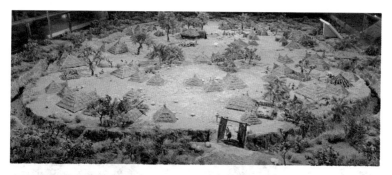

大地湾遗址仰韶文化早期聚落沙盘

散，反而越来越深。为寄托大家的哀思，同时也为了纪念她为部落做出的贡献，部落议事会经多次讨论后，决定以少女的形象制作一个器物。于是，一个崭新的彩陶瓶诞生了——少女的头成为瓶口，这样她和她那洞察一切的睿智，就可以永留部落，陪伴大家。

红陶为质，人们以细泥的橙黄、橙红为主色调，再以黑彩绘三横排由弧线三角纹和斜线组成的二方连续图案，恰似少女生前所穿的彩色衣裙。瓶首精心运用雕镂、贴塑、刻划等不同手法，生动地再现了那个记忆中有着齐刘海、挺鼻小嘴、身穿花衣、耳系饰物的美丽少女。

彩陶艺术的巅峰

人类的古代文明皆是由大河的滋养而繁衍的，奔腾不息的黄河孕育了我们灿烂的华夏文明。而绚丽精美的甘肃远古彩陶，在以彩陶为特征的新石器时代文化中，

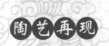
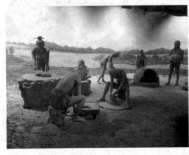 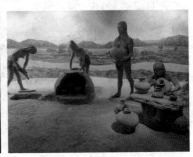

正是华夏文明序章中最辉煌的部分。

8000年前，甘肃大地湾温暖湿润，河谷宽广，土地肥沃。生活在这片沃土的先民们，以创造性的思维，将水与土交融，在火的灵动中赋予了这种水与土的混合物以永恒的生命和灵性。1973年在甘肃秦安大地湾出土的人头形器口彩陶瓶距今已有5500年的历史。在大地湾遗址出土的上千件陶器中，人头形器口彩陶瓶是唯一一件塑有人像的彩陶瓶。

五官镂空造成的深色阴影，成为头像富有表现力的因素。瓶身图案的韵律节奏及对称均衡的形式美，体现出远古先民对自身力量的初步认识和艺术再现的能力，也浓缩了先民的审美意识及其丰富的社会内涵。

据官方提供的报告，此陶瓶上腹破裂并非出土后修复，而是出土前就已经修复过，并且是黏结修复，也就

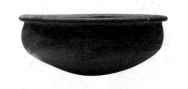

变体鱼纹彩陶盆（大地湾博物馆藏）

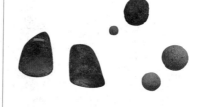

石斧和狩猎工具（甘肃省考古所藏）

是说在 6000 年前就出现了黏结修复方法。这应该也是目前发现的、最早的用黏结方法修复的陶器，也由此可见古人对该瓶的珍视。

⌇ 彩陶 ⌇

发源于距今约1万年前的新石器时代，最早的一批彩陶诞生于8000年前的甘肃大地湾。工艺是在打磨光滑的橙红陶坯上，用天然矿物颜料在上面绘制图案，再入窑烧制而成。甘肃仰韶文化彩陶代表了中国彩陶艺术的最高成就。

蛋壳黑陶高柄杯

——史前级别最高的酒具

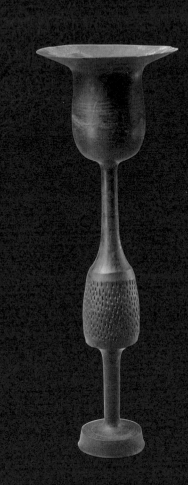

时 代	新石器时代（约公元前 2500 年—前 2000 年）
尺 寸	高 19.5 厘米，口径 4.7 厘米
文化类型	龙山文化
出 土 地	山东省潍坊市姚官庄
收 藏 地	山东博物馆
地 位	国家一级文物

公元前 2500 年—前 2000 年，是世界文明启端的集中期。印度河流域、希腊爱琴海、美洲玛雅、西亚赫梯、腓尼基、犹太文明纷纷萌芽和发展。

此时期的中国正处于极具神奇色彩的尧舜禹时代，最终禹改变了原始部落的禅让制，把王位传给了自己的儿子启，开创了中国近四千年世袭的先河。"家天下"时代开始，地处中原腹地的郑州—洛阳地区成为中原王朝文明的发祥地。

史前级别最高的酒具

蛋壳黑陶高柄杯——陶杯

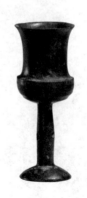

蛋壳陶的诞生

4000多年前，由于人口的急剧增长，社会资源变得相对紧缺，为了安全，人们建起了高大的夯土墙，形成了亚洲最早的城市。

最近让年轻城主烦心的事可不少：面临雨季，储存丰收粮食的粮仓不够，如何妥善保存大家的口粮成了首要问题；而且，其他部落向他们订制一批别致、精美的陶器，很多天过去了，工匠们也没拿出令人满意的创意方案。

为了远离人群，便于思考，城主决定出城走走。果香时节，似乎空气都是甜的，年轻城主的心豁亮了很多，思维也活跃了不少。既然大丰收，那多出来的粮食可以尝试酿酒。有了酒，还得有盛酒的器具，为呈现酒色之美，酒具也不能过于粗笨，最好有一种"黑如漆、亮如镜、薄如纸、硬如瓷"，掂之飘忽若无，敲击铮铮有声的酒具。

为了能够实现这一想法，城主带领窑工们不断尝试和创新。他们选取河湖中沉积的细泥，反复淘洗，使之不含任何杂质。再经过改进后的快轮（转速200转/分钟）拉坯塑形，让陶坯达到极致的薄度；最后严控窑炉的温度和烧制时间，远古时代的陶器巅峰之作——蛋壳陶酒具诞生了。

当甘醇的米酒盛放在精美的黑杯中时，年轻的城主深深地陶醉了。

E 高超的工艺

蛋壳黑陶高柄杯是新石器时代龙山文化的代表性酒具，以薄陶胎为重要特征，盘口部分最薄，一般在0.5毫米左右，个别薄至0.2毫米。柄部和底座因要承托上部重量，陶胎略有增厚，但也不超过2毫米。器身高度

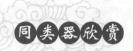
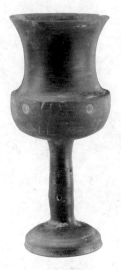

蛋壳黑陶高柄杯
（美国印第安纳波利斯艺术博物馆藏）

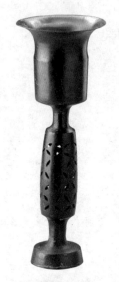

蛋壳黑陶高柄杯
（美国印第安纳波利斯艺术博物馆藏）

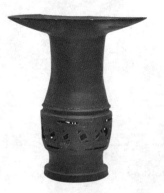

薄胎蛋壳陶
（山东博物馆藏）

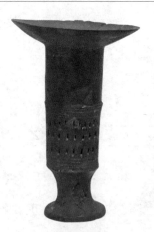

薄胎蛋壳陶
（山东博物馆藏）

一般不超过25厘米，重量多数为50～70克。

高柄杯上部为一卵圆腹小杯，口沿沿面较宽，腹下接较高的器柄，底部附加圈足。也有的将杯腹部隐藏在器柄内，形成内胆外壳的两层器壁。器身以素面居多，有装饰者多在器表饰细密的弦纹，或将器柄制成竹节状，有的还在杯柄部雕刻几何形镂孔组成的花纹。

蛋壳黑陶杯仅仅出土于少数的大中型墓葬之中，说明它在当时就是一种极高贵的用品，并非常人可以享用，极可能象征着死者生前拥有的财富和地位。也有专家认为蛋壳陶属于礼器，有可能是特殊身份之人在祭祀等礼仪上使用的酒器。

黑陶

黑陶是在烧造过程中，采用渗碳工艺制成的黑色陶器，按质地可分为三种：泥质黑陶、夹砂黑陶、细泥黑陶。黑陶是继仰韶文化彩陶之后的优秀陶种，在大溪文化、屈家岭文化、龙山文化遗址中均有发现，但有"蛋壳陶"之称的高柄杯目前仅见于山东境内龙山文化的早、中期遗址，蜚声中外。

嵌绿松石兽面纹铜牌饰

——沟通天地的神器

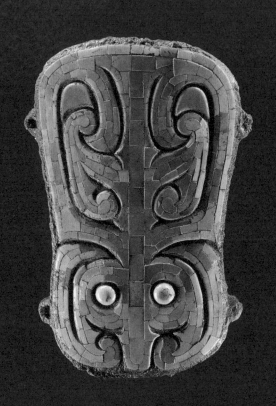

时　　代　夏（约公元前 2070 年—约前 1600 年）

尺　　寸　长 14.2 厘米，宽 9.8 厘米

文化类型　二里头文化

出 土 地　河南偃师二里头遗址

收 藏 地　中国国家博物馆

地　　位　国家一级文物

公元前 21 世纪时，世界正处于青铜时代早期。此时的古埃及进入中王国时期；苏美尔人的乌尔第三王朝在伊朗古埃兰西马什王朝威胁下即将覆灭；地中海克里特岛出现奴隶制城邦；犹太教在西亚地区找到了自己的落脚点；马铃薯成为秘鲁餐桌的主要食物；地球上的猛犸象走到了生命的尽头……

在东亚大陆上，因治水无功，鲧被杀，他的儿子禹继承父业，继续治水大业。在此期间，禹走遍天下，风餐露宿，过家门而不入，最终取得了成功，消除了中原洪水泛滥的灾祸。帝舜在位 33 年后，正式让位给禹，禹即位后，划定九州，奠定夏朝，被人尊称"大禹"。

沟通天地的神器

神器

嵌绿松石兽面纹铜牌饰——

沟通天地的

铜牌

斟鄩（zhēn xún）古都

1984年，随着考古学家在河南偃师二里头的发现，一座被苦苦寻找的夏王朝的遗存之一斟鄩古都现出真容。这里是公元前20世纪前半叶东亚最大的聚落，拥有迄今为止最早的青铜礼器群和青铜冶铸作坊，作为中国最早的宫殿建筑群，它总面积为3.75平方千米，是现在故宫面积的好几倍，仅中部宫殿区内一座的面积就在一万平方米以上。这座城的主人就是治水立业的姒（sì）姓大禹的后人。

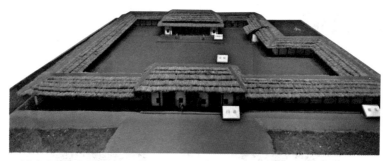

二里头古都复原图

古都内的大型宫殿建筑占地面积均在一万平方米左右，应当是夏王朝最高权力机关所在地；平地起建以木骨为墙，草泥为皮的建筑，为奴隶主贵族们的住所；还有一种半地穴式建筑，以坑壁为墙，立柱搭盖草顶的房屋，面积较小，既阴暗又潮湿，可能为当时最下层人物，即奴隶的栖身之地。

夏朝立国时，都城在阳城（今河南登封王城岗），后迁到阳翟（河南禹州）。禹的儿子启死后，启的 5 个儿子为争夺统治权开战，太康胜出后就将都城迁到斟鄩，自此以后直到夏桀亡国，夏朝的都城都没再变过。

铜牌饰出土

二里头遗址中出土了大量手工制品，以镶嵌绿松石的兽面铜牌饰最为精美。此类铜牌饰共 3 件，形制大同而略有小异。它们所表现出来的熟练镶嵌技术，给后人留下了中国最早的铜镶玉石珍品。

这些牌饰青铜衬底，略呈弧角长方形，表面凸起，两侧有两组穿钮，用以固定在织物上。出土时，牌饰背

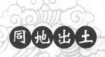

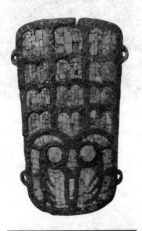

嵌绿松石饕餮纹铜牌饰
（中科院考古研究所藏）

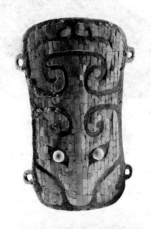

嵌绿松石饕餮纹铜牌饰
（洛阳博物馆藏）

面尚存麻布痕迹。牌饰表面用数百块形状各异的绿松石小片铺嵌成饕餮纹图案。饕餮双目正圆，稍凸起，鼻与身脊相通，上唇向内卷曲，对钩"T"形角，两角长而上延，卷曲似尾，均不同于后来的饕餮纹，被认为是史前兽面纹到商周饕餮纹的桥梁和传承。

　　除这3件夏代遗宝外，国外还有8件：美国哈佛大学赛德勒博物馆有3件；檀香山艺术学院内收藏1件；日本京都附近的MIHO博物馆收藏1件；英国伦敦埃斯肯纳齐行内曾有1件；还有2件分别见于两本记录中国文物收藏的书中。

E 神秘用途

这些嵌绿松石兽面纹铜牌饰威严冷峻，张力十足，出土时均放在死者的胸前，再结合相伴出土的铜铃及其他青铜或玉质的礼乐兵器，似乎证明了墓主人身份的独特性，更为铜牌饰增添了一份神秘感。

因为夏朝有"御龙氏"的记载，铜牌饰是属于主持图腾祭祀的御龙氏，还是属于可以沟通天地的巫师，以它们为载体来感应神的旨意？二里头遗址还出土了一件大型绿松石龙形器，也有学者经过对比，认为多源性特征的龙形象随着中原王朝的建立和社会文化的整合，趋向抽象和神秘而以兽面纹形象固定下来。因此，这些铜牌饰上的图案是龙头形象的简化和抽象表现。

兽面纹

又称饕餮纹，青铜器常见装饰之一，最早可追溯到距今5000年前长江下游地区良渚文化玉器上的神人兽面纹，盛行于商朝和西周早期。饕餮纹是古人在各种猛兽特征基础上，融合想象的产物，兽面大而夸张，庄严而神秘。

后母戊鼎

——送给母亲的『重』礼

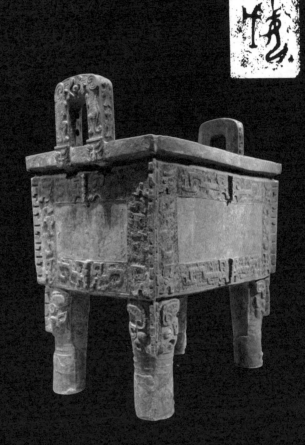

时　　代	商晚期（约公元前 14 世纪—约前 11 世纪）
尺　　寸	口长 112 厘米，口宽 79.2 厘米
属　　性	祭祀礼器
出 土 地	河南省安阳市武官村
收 藏 地	中国国家博物馆
地　　位	国家一级文物，镇馆之宝，首批禁止出国（境）展览文物之一

公元前 13 世纪时，世界进入几个强盛王国时代：古埃及第 19 王朝、西亚的亚述帝国、中国商朝及希腊的迈锡尼王国。

在世界其他强国以武力争霸和抢夺海上贸易权时，东亚黄河流域的新文明中心和强国也已经崛起。商朝——中国文明史上第一个有着同时期文字记载的繁荣王朝，已经能够借用国家权力组织和调动大批能工巧匠，制作出大量青铜武器及大型青铜礼器，开启了青铜时代的"中国制造"。

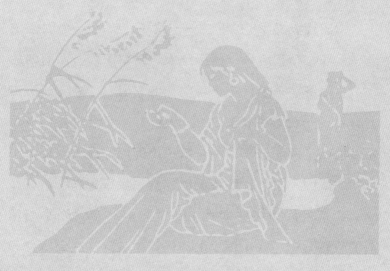

送给母亲的『重』礼

后母戊鼎——

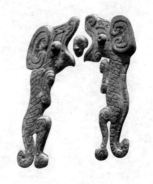

戊鼎

雄主背后的女人

中国商朝第 23 位君主——武丁，作为一个国家的最高领导，勤于政事，任用贤人，励精图治，使商朝的政治、经济、军事、文化得到空前发展。他是商朝历史上有名的一代雄主，其在位 59 年中，频繁对外征伐，先后征服了西北、东南的少数民族部族，极大地扩大了商朝的版图，史称他统治的时期为"武丁中兴"。

武丁的成功并非偶然，这首先得益于父亲小乙超前的教育方法。武丁很小的时候，就被父亲送到宫外和平民一同生活，共同劳作，这让武丁有机会了解民众疾苦，以及农业对国家统治稳定的重要地位。所以当方国（古时联合城邦制国）的井方要将精通农业的女儿妇妌（jìng）嫁给他时，武丁欣然接受，并给了妇妌正妻的名分。武丁虽有六十多名妃嫔，但正妻的编制只有三个，妇妌是他的第一个正妻。

E 农业专家妇妌

商朝时农业已经成为当时社会的主要部门，在生产和生活中占有主导的地位。甲骨文卜辞中大量记载了商朝人的农事活动，几乎包括与农业有关的各个方面。因此，堪称当时"农业专家"的妇妌在商王朝极受敬重。她尤其擅长种黍，常常亲自在田间劳作。妇妌嫁给武丁后，不仅让自己的娘家按时给商朝缴纳贡品，还亲自管理这些贡品的缴纳者。

不仅如此，妇妌还是商王朝的"首席会计师"和"农业财政部部长"，国家所有的钱财粮食都在她的管理范围内，她以稳妥和有条不紊的管理，成为武丁坚强可靠的后盾。妇妌一生不仅得到了丈夫的尊敬，也得到了儿子们的敬爱。妇妌死后，儿子们为了表达对母亲的思念，特意铸造了青铜鼎——后母戊鼎，献给最敬爱的母亲。

▐ 献给母亲的爱

后母戊鼎厚立耳（其中一耳为后配），折沿宽缘，直壁深腹平底，腹部呈长方形，下承四中空柱足。器耳上饰一列浮雕式鱼纹，首尾相接。耳外侧饰浮雕式双虎食人首纹，俗称"虎咬人头纹"。这种纹饰是在耳的左右作虎形，虎头绕到耳的上部张口相向，虎的中间有一人头，好像被虎所吞噬。

鼎身四周铸有精巧的夔龙纹和饕餮纹，腹壁四面正中及四隅各有突起的短棱脊。足上铸的饕餮纹，图案表现兽面，线条清晰。鼎腹内壁有铭文"后母戊"，"戊"是商王武丁之正妻妇妌的庙号。

▐ 鼎盛的青铜冶炼

青铜是红铜和锡合成的合金，因颜色呈青灰色而名，因熔点低、硬度高而容易融化和铸造成型。中国最早的青铜制品是甘肃东乡马家窑文化遗址出土的铜刀。商朝时青铜冶铸业臻于鼎盛，能熟练地使用浑铸、分铸、失蜡法、锡焊、铜焊等铸造技术，在冶铸工艺技术上已处于世界领先地位。

后母戊鼎鼎身与四足为整体铸造。鼎身共使用8块陶范，每个鼎足各使用3块陶范，器底及器内各使用4块陶范。鼎耳则是在鼎身铸成之后再装范浇铸而成。铸造此鼎，所需金属原料超过1000千克。而且，制作如此的大型器物，在塑造泥模、翻制陶范、合范灌注等过程中，首先要分别铸出部件，然后再合铸成为一个整体。

因工艺复杂，铸造时需要二三百个工匠同时操作，密切配合，才能完成。而且后母戊鼎中铜含量84.77%、锡含量11.64%、铅含量2.79%的比例与战国时期成书的《考工记·筑氏》基本相符，见证了中国古代青铜文明的内在传承。

铜鼎

中国青铜文化的代表，本为古时烹饪之器和礼器，最早为陶制，后为铜制，有圆鼎和方鼎。青铜鼎被视为传国重器、国家和权力的象征，形制大小成组的列鼎数目在周朝代表着不同身份等级。如天子九鼎，诸侯七鼎，卿大夫五鼎，士级三鼎。

嵌绿松石象牙杯

——盛满了宠溺的奢华酒杯

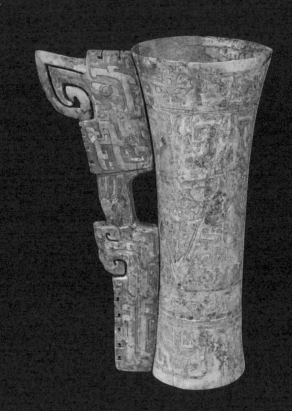

时　　代　商武丁（公元前 1250 年—前 1192 年）

尺　　寸　高 30.5 厘米，口径 11.2 厘米，口壁厚 0.1 厘米

属　　性　酒器

出　土　地　河南安阳妇好墓

收　藏　地　中国社会科学院考古所

地　　位　国家一级文物，首批禁止出国（境）展览的文物之一

约3300 年前，地球正经历小冰期，严寒导致的生活条件恶化使得生活在东欧平原的古印欧人向南迁徙，其中的一支翻越了高加索山脉，进入今土耳其境内，缔造了古安纳托利亚文明。另外两支来到亚洲：一支在古印度建立了种姓制度，严格的阶级划分最终导致了古印度文化的中断；另一支古印欧人则侵入中国边境，受到商朝武丁之正妻妇好大军的痛击。这场从甲骨文上反映出来的战争，被中国考古学之父李济称为"西北战争"，认为其"重要性不亚于传说中史学家歌颂的黄帝的阪泉、涿鹿之战"。

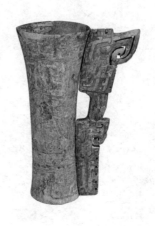

盛满了宠溺的奢华酒杯

嵌绿松石象牙杯——

象牙

商朝女英雄的爱情

自古美人爱英雄，英雄也难过美人关，商朝盛世缔造者武丁也未能免俗。年轻时被父亲派到民间锻炼的武丁，遇见了心仪的妇好。此时的妇好，还是一个"子姓"的贵族少女。按照商朝的传统，商王都是政治联姻，王妻都是周边方国的首领或公主。像妇好这样的身份，是不能嫁给武丁的。但多情的武丁对妇好一直念念不忘。

终于，他想出了一个办法。一天上朝时，武丁对群臣说自己做了一个梦——天神会派一位圣人来辅佐商朝。

既是天神的旨意，哪还顾得上身份问题。最终，武丁如愿以偿，娶了妇好。

中国历史上第一位女将军就此诞生。妇好不但貌美果敢，还精通兵法，婚后时常带兵出征为商王朝开疆辟土。据甲骨文记载：有一年夏天，北方边境发生战争，双方相持不下，妇好自告奋勇，要求率兵前往，武丁犹豫不决，占卜后才决定派妇好起兵，结果大胜。此后，武丁让她担任统帅，她南征北战，打败了周围二十多个方国。

每当妇好凯旋时，武丁都会亲自出城迎接，有一次甚至迎出八十多千米。两人在郊外相遇后，久别重逢的激动使他们忘记了各自的部属，一起并肩驱策很久，在旷野中追逐驰骋。每次回城后，武丁都会为妇好举行盛大的酒会。痛饮时，妇好最喜欢的就是那只嵌了绿松石的象牙杯。

可惜的是，妇好30多岁便离世了，这对中年的武丁来说，是一个巨大的打击。武丁为了能够时刻陪伴在妇好身边，没有将妇好葬在殷墟王陵区，而是埋在了宫殿区东南角，距离商王寝宫只有几百米的地方。他还将妇好生前喜爱之物全部葬入墓中，其中就包括嵌绿松石象牙杯。

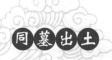

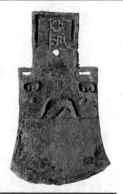

"亚启"青铜钺
（中国国家博物馆藏）

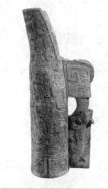

象牙觥杯
（中国社会科学院考古研究所藏）

象牙杯盛琥珀光

饮酒器嵌绿松石象牙杯由象牙的根部制作而成，鋬（pàn，器物上用手提的部分）是用另一块象牙板镶嵌而成。

象牙杯通体满饰花纹，上嵌绿松石。以云雷纹为底，口、颈、腹、足处各饰兽面纹三组，在其眉、眼、鼻上镶以绿松石，各组纹饰之间饰镶绿松石的细带纹。兽面纹也不尽相同，如颈部的兽面纹在口下雕一大三角形纹，两侧分刻对称的倒夔纹，而足部的兽面纹则目字形眼，大鼻翘目。

鋬部整体为夔形，昂首垂尾。上端为一鸟形，勾喙短冠，眼镶绿松石；中部雕一兽面，兽头突起，双角上竖，绿松石镶口、眼、眉。珍贵的象牙、绿松石、王者之气的兽面纹，立体、线刻、浮雕、镶嵌多种工艺……一切都只是为了衬托主人的高贵，表达着给予者说不尽的宠爱。

此杯，见证的是一段记录在甲骨之上，属于商王朝的最美爱情故事。

⌒⌒ 牙雕 ⌒⌒

牙雕是以象牙为质地进行雕刻，其成品以质地细腻、色泽柔润、精美耐用而备受珍爱。中国的牙雕艺术始于新石器时代，初时以实用为主，如象牙梳、象牙杯等，后逐渐成为装饰用品。唐朝以后象牙成为皇家专贡，清中期形成了以广州、苏州和北京为代表的若干牙雕中心生产地，制品大量出口。2006年牙雕被列入第一批国家级非物质文化遗产名录。

妇好鸮尊

——传奇女将军的『代言人』

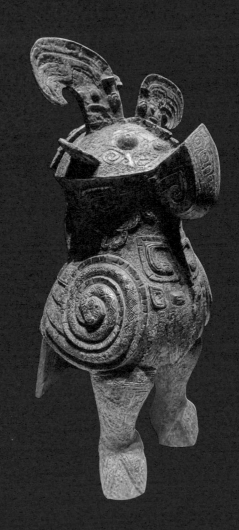

时 代	商武丁（公元前 1250 年—前 1192 年）
尺 寸	高 46.3 厘米，重 16 千克
属 性	酒尊
出 土 地	河南省安阳市妇好墓
收 藏 地	河南省博物院
地 位	国家一级文物，"九大镇院之宝"之一

1976 年初夏，随着洛阳铲从地下 8 米深处带出来的黄土，一座被誉为"殷墟小百科"的王室墓葬意外现世，从它走进人们视野的那一刻起，就铸就了一段不朽的传奇。象牙杯、骨簪、铜镜、玉器、石雕、青铜器……林林总总的 1928 件器物，为世人还原了 3000 年前商朝人的社会生活面貌。

而墓主人，中国历史上第一位有史可查的女将军，从容地从时空深处走来，在我们艳羡的目光中，浅笑轻语。要知道，她可是被武丁宠溺的正妻、臣民敬仰的大祭司、战无不胜的统帅……

传奇女将军的「代言人」

妇好鸮尊

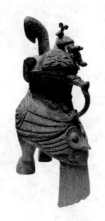

巾帼英雄

无论妇好有多少闪亮的标签，终究也是一个女人。出土的那些形式各异的发簪、镯子、玉雕和石雕小动物，显示她也是一个爱美、善修饰、喜收藏的普通女人。本来可以靠出身和颜值，妇好却偏偏靠才能，依靠女性特有的韧性，成为三千多年前经济独立的女性。

嫁给爱情的妇好，并没有在丈夫武丁的宠溺中放任。在自己的封地上，她主持一切事务，管理田地和收入、奴隶及平民。缴纳贡品也都按照应有的礼数来办，

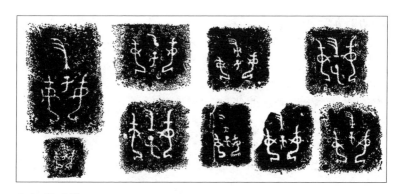

金文"妇好"

决不因私废公。妇好的封地一定是商王朝最富庶的地方之一，因为在她的封地上，她拥有自己独立的嫡系部队三千余人——在殷商时期，一些小国的全部兵力也不一定能够达到这个数目。

占卜官

"国之大事，在祀在戎"，妇好除却"王妻"和"大将军"的尊贵身份外，还是主持祭祀的占卜官。在她那个时代，人们崇尚天命，盛行祭祀占卜，几乎所有的国家大事，君臣们都要反复占卜、祈问鬼神。因此，祭祀是除战争外最重要的国事活动之一。而掌握这项最高神职权力的祭司，要具备广博的学识、崇高的地位，通过与鬼神沟通，成为重大国事的实际决策者。

妇好鸮尊

鸮（xiāo）就是猫头鹰，在古代西方，猫头鹰被视为智慧的象征，是雅典娜的爱鸟。在东方的商朝，猫头鹰被视为"战争之神"，是妇好乃至国王、将军们的爱物。它昼伏夜出的天性、击而必中的本领，自然让其成为"战神"的象征。"战神"的代表用来作为妇好的盛酒器，再合适不过了。

妇好鸮尊圆眼宽喙，小耳高冠，双翅贴身，颈处有鋬，粗壮的双足与下垂的宽尾稳定支撑，形态生动。此尊通体装饰花纹，并配各种猛禽异兽，如鋬为兽首，喙雕蝉纹，颈侧踞双头夔，颈后伏饕餮，两翅盘长蛇。尊内壁有铭文"妇好"两字。此尊盛满美酒，用来祭祀天神和祖先，表达了祭祀者最虔诚之心。

尊

中国商周时的一种大中型盛酒器，多为青铜制造，长颈圈足，圆腹或方腹，口径较大。其中亦有以牛、羊、虎、象、豕、鸟等动物形象的牺尊，气势磅礴，装饰华丽，配有盖。春秋后期此类造型渐渐少见。

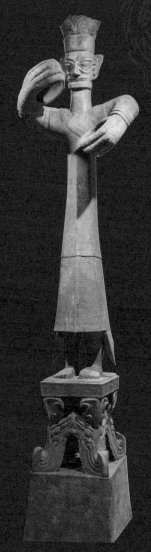

三星堆青铜人像

——沟通天地的神灵

时　　代　商代晚期

尺　　寸　人像高 180 厘米，底座高 80.8 厘米

属　　性　祭祀神器

出 土 地　四川广汉市三星堆遗址

收 藏 地　四川省文物考古研究所、广汉三星堆博物馆

地　　位　镇馆之宝，第三批禁止出国（境）展览文物之一

1929 年春的一天，四川广汉中兴乡真武村的农民燕道诚正带着儿子在宅旁挖水沟，突然一声脆响，锄头碰到了一个大石板，好奇的父子俩撬开石板后，看到了满坑的玉器，阳光下正闪着让人眩晕的光芒。好一会儿，父子俩才克制住怦怦急跳的心，慌忙地盖上石板，勉强镇定地走回家……

一年后，成都有名的老古玩市场"送仙桥"突然出现了一批来自广汉的玉器，它们形制独特、纹饰诡异，前所未见。一时间，业界皆惊，正在广汉传教的英国人董宜笃，立即请当地驻军帮忙保护和调查，并请时任华西协合大学博物馆馆长的美国人葛维汉出面保管已收集的玉器。1934 年，葛维汉带领考古队在燕氏父子发现玉器的附近进行发掘，有了惊人的发现，沉睡数千年的古蜀三星堆文明第一次缓缓地揭开了神秘的面纱……

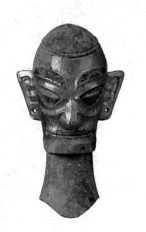

三星堆青铜人像——

沟通天地的神灵

⧆古蜀文明

以成都平原为重心的巴蜀地区，是长江上游古代文明的重要起源地之一。但很多年来，古蜀文明的历史一直隐现在怪诞的神话传说和只言片语的方志笔记中，直到 1986 年夏三星堆遗址中大宗古蜀秘宝的横空出世，古蜀国与中原迥然不同的文化和生活习俗，才完整清晰地被还原出来。

相传上古时，居住在古青藏高原的古羌族人向东南迁居，在岷江上游依山而居，垒石为穴，开始渔猎生活，并捡拾野蚕抽丝，后人称他们为蜀山氏。黄帝时娶蜀山氏女子，生下儿子蚕丛。蚕丛是古蜀第一位王，他双

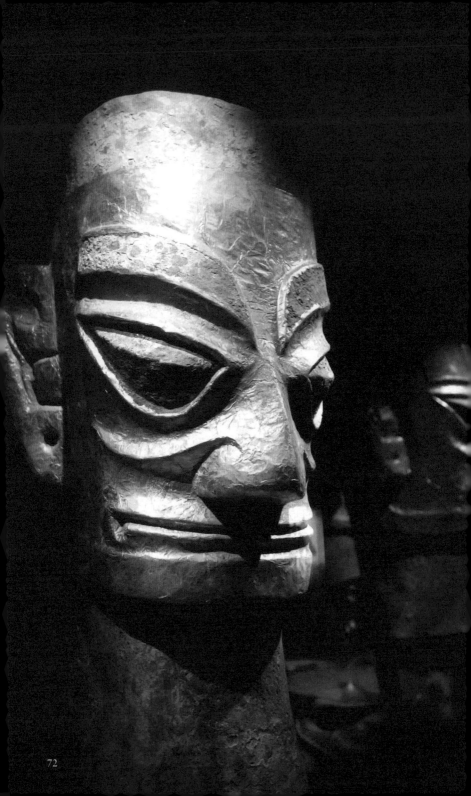

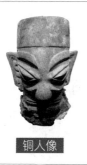

铜人像

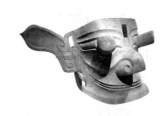

纵目面具

目突出，椎髻左衽，是位养蚕专家。夏商之际，鱼凫成为第三代蜀王，率领部落进入广汉平原。这时的古蜀已经进入农耕社会，正值鼎盛，制造了大量具有浓厚神巫色彩的精美青铜器、玉器及象牙等工艺品。

神秘的青铜人像

三星堆出土的青铜人像大小不同，数量众多，其中以最大的立人像最为注目。立人像头戴代表日神的高冠，身着窄袖与半臂式连肩衣，衣上纹饰以龙纹为主，方格纹带饰；方形脸，粗刀眉，直鼻阔嘴，紧唇大耳，神情肃穆；双手环握中空，环抱于胸前。脚戴足镯，赤足立于方形怪兽座上。他是谁？手握王权的鱼凫王还是掌管神权的大巫师？抑或集神、巫、王于一体的最权威的领袖人物？疑问早已随着古蜀的消亡而无从得知，但他的威严和神秘却穿越千年而来。

50 多件青铜人像中仅有 4 件戴金面罩的铜人头像，说明它们代表着特殊的身份和地位。值得注意的是，这类戴金面罩的人头像是古蜀青铜文明特有的文化现象，反映的是古蜀文明浓郁的地域特色。

祭祀坑

由于经常举行宏大而神圣的宗教祭祀活动，祭祀坑在三星堆文化中最为常见。里面出土的文物主要有：真人大小的青铜像、各种青铜面具和眼形饰件、上雕神兽异物的青铜神树、种类繁多的灵兽、礼天地的青铜和玉石器及祭祀中会使用到的祭器。

三星堆文化

三星堆文化是夏人的一支从长江中游经三峡西迁成都平原、融合当地土著文化后形成的，是拥有青铜器、城市、文化符号和大型礼仪建筑的灿烂古文明。三星堆遗址区就是古蜀的王都所在。

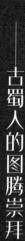
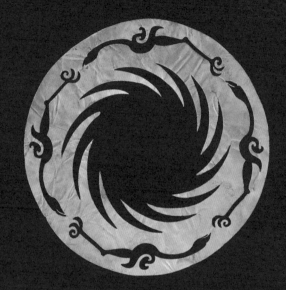

太阳神鸟金箔

—— 古蜀人的图腾崇拜

时　　代　商晚期—春秋早期（约公元前 1200 年—前 650 年）

尺　　寸　外径 12.53 厘米

文化类型　古蜀文明

出 土 地　成都金沙遗址

收 藏 地　金沙遗址博物馆

地　　位　国家一级文物，第三批禁止出国（境）展览文物之一

距今 3000 年前，位于非洲东北部尼罗河中下游地区古埃及进入第二十一王朝；而远在东方地处岷江上游的古蜀，因江沙中富含黄金，故舍弃青铜而进入了黄金文明时代。

这天，一场盛大的祭日仪式即将开启，滨河场地内，九个排列整齐的方形巨柱支撑着祭台，周边布满了祭祀坑。象牙、鹿角、野猪獠牙、玉器、陶器、石器、漆器和金器成堆放置，神情严肃的大祭司仔细地一一看过，当看到其中一件金器时，严肃的脸上忽然有了几丝波动……

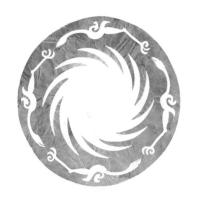

太阳神鸟金箔——

古蜀人的图腾崇拜

⊵ 太 阳 神 崇 拜

光芒四射的太阳，辉映着地球，滋润着万物，庇护着先民。在先民眼里，太阳掌管着天地昼夜，决定着农耕生产，具有能使万物复苏、生长的神力，对太阳神的崇拜由此而来。关于太阳的神话也在世界范围内成为一种普遍的文化存在。

在中国，先民们常常将太阳与鸟联系在一起，历史文献中就有许多关于太阳和神鸟的记载。古籍《山海经》中记载："汤谷上有扶桑，十日所浴，在黑齿北，居水中，有大木，九日居下枝，一日居上枝。"意思是在东方汤谷有一片很大水域，在谷深处有一棵巨大的参天大树，

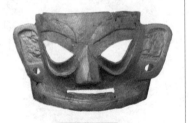

大金面具

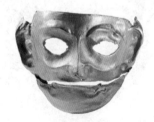

小金面具

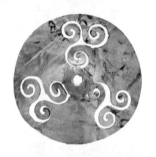

卷云纹金喇叭形器

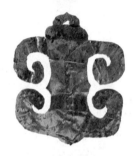

蛙形金箔

名叫"扶桑"，神树上住着十个太阳神鸟——三足金乌。它们轮流值班，每天都会有一个太阳升到天上，为天地带来温暖，其他九个太阳神鸟则在树枝上休息。

　　古蜀中心所在的成都平原在四川盆地的西北部，地势西北较高，东南较低。那时的平均气温要比现在高2℃～3℃，气候偏于湿润，雨量比现在要大得多，阳光明媚的日子很少。为使出穗后或成熟后的稻谷能健康生长，古蜀先民们对于阳光的渴望更为强烈。他们用本地盛产的色泽富丽的黄金，锻造出华贵雍容的太阳神鸟，奉上的是一份诚惶诚恐的虔诚。

华丽的金箔

太阳神鸟金箔整器呈圆形，薄薄的器身还分内外两层，镂空出不同的图案：内层为一圆圈，周围等距分布有十二条旋转的齿状光芒；外层则由逆时飞行的四只鸟组成。四鸟首足相接，飞行方向与内层旋涡相反。整个图案线条简练流畅，充满动感，好似一幅现代经典剪纸艺术品。

要想制作出这样的金箔，首先要把自然金热锻为圆形，反复锤揲（yè），使之厚薄基本一致，然后剪切修至圆形，最后在圆形的表面刻画出图案，再根据已画的纹样刻划切割，镂空成型。由于金箔很薄，边缘总会卷翘，雕刻完成后，还得再把翘起来的地方一点点锤平，最终呈现出一个具有不息生命力的艺术品。

对太阳神鸟金箔的含义，有多种猜测：旋转的火球是太阳神，四只鸟是太阳神的四位使者，代表着东南西北四个方位；或者中间是太阳，外面是四只托负太阳运行于天的神鸟；抑或首尾相接的四鸟代表四季循环，十二道金芒代表着十二个月。

时至今日，作为3000年前河边那场盛大祭祀的主角之一，太阳神鸟金箔的真正用意已无法破译，但人类对于自然的探索和想象却一路传承，从未中断。

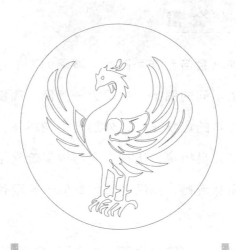

꧁ 金沙遗址 ꧂

位于四川成都青羊区，主体文化遗存时代约在商晚期至西周，是长江上游古代文明中心古蜀国的都邑所在地。出土文物中以金器、玉器最为丰富，象牙最为密集。金沙遗址与成都平原的史前城址群、三星堆遗址、战国船棺墓葬共同构建了古蜀文明发展演进的四个阶段，证明了成都平原是长江上游文明起源的中心。

利簋

—— 商周分界线

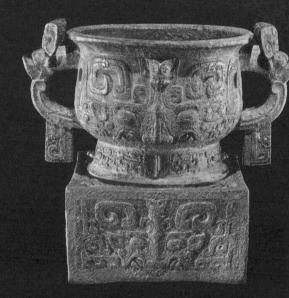

时　　代	西周早期
尺　　寸	通高 28 厘米，口径 22 厘米；重 7.95 千克
属　　性	祭祀礼器
出 土 地	陕西临潼区零口镇
收 藏 地	中国国家博物馆
地　　位	国家一级文物，九大镇国之宝青铜器代表之一

公元前一千多年前，地处两河流域的亚述帝国进入了提格拉特帕拉沙尔一世统治时期。他被认为是中期亚述最伟大的统治者之一，依仗武力，他把居于安纳托利亚高原上、威胁其北方，并控制了小亚与亚述之间商路的赫梯人从亚述领土上赶走。据铭文记载，当时战争是"虏血如泉，流出山谷"，足见双方激战的惨烈程度。

与此同时，中国的黄河流域也发生了一场改朝换代的决定性战役——牧野大战。双方战斗的那天，"血流漂杵"。这场战争的结果直接结束了一个王朝五百余年的统治，奠定了另一个王朝将近八百年的大业。

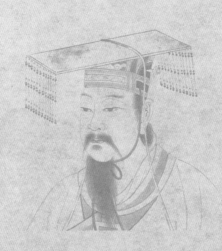

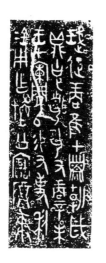

商周分界线

E 牧野大战

朝歌是今天河南淇县的古称，为商朝后期四代帝王国都，封神榜故事的演义地。因为商纣王的残暴统治，朝歌被起兵反商的周武王联军攻陷了。一提到这些，绝大部分人脑子里想到的，一定是封神榜里那些耳熟能详的故事。被狐狸夺舍的妖媚苏妲己、道骨仙风的姜子牙、俊朗帅气的杨戬、贼眉鼠眼的申公豹……这些精彩的神话故事，演义的正是商周王朝替换时的历史。

公元前 1046 年 1 月 20 日，人心所向的周武王率各路联军攻商，取得牧野之战的胜利，占领了朝歌。八天后，周武王在阑师（今河南郑州石佛镇一带）论功行

商代图形、文字中所见武装

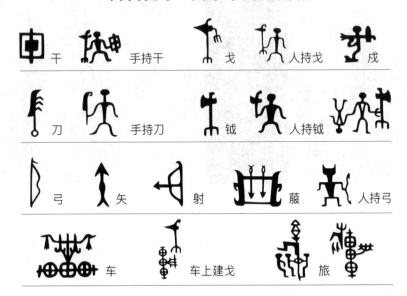

赏，随行参加战争的有司（官职名）利被赐予了很多铜、锡等金属。商周时期，青铜称"金"，仅为王族所使用。因此利拿到赏赐后，决定请人铸造一件铜簋，一是记录自己的功绩，二是用来祭奠祖先檀公。

胜利的见证者

利簋，又名"武王征商簋"，是目前确知的最早的西周青铜器。圆形，两耳，方座，为西周时出现的新式样，寓意天圆地方，是中国古人对天地的质朴认识。

兽首双耳垂珥，圈足下连铸方座。以云雷纹为底，腹部和方座饰饕餮纹，两侧加饰倒夔纹。整器肃穆庄严，凝重神秘。器内底铸铭文4行32字，记载了公元前1046年甲子日清晨武王伐纣这一重大历史事件，大意是：周武王征伐商纣王，一夜之间就将商灭亡，在岁星（木星）当空的甲子日早晨，占领了朝歌。辛未日，周武王在阑师论功行赏，赐给有司利很多铜、锡等金属，利为其祖先檀公做此祭器，以示纪念。

利簋的发现，证实了《尚书·牧誓》《逸周书·世俘》等文献记载的某些具体史实，为研究西周历史、文化、军事等提供了真实的资料，成为中国夏商周年代准确断定的重要实物见证。

簋

古时用来盛装食物，后为重要礼器。铜制或陶制，敞口，束颈，鼓腹，双耳，圈足。祭祀和宴飨时，与鼎配合使用。由于西周等级森严，"藏礼于器"，对于不同阶层的使用也有严格规定。天子在祭祀、宴飨、随葬时，使用九鼎八簋，诸侯七鼎六簋，大夫五鼎四簋。依次类推，不能越级使用。

何尊

—— 天下之中 中国之初

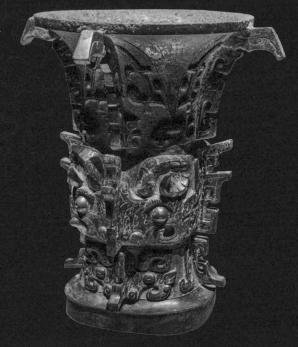

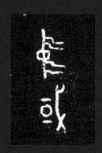

时　　代	西周初期
尺　　寸	高 38.5 厘米，口径 28.8 厘米；重 14.6 千克
属　　性	祭祀礼器
出 土 地	陕西省宝鸡市陈仓区贾村镇
收 藏 地	陕西省宝鸡青铜器博物院
地　　位	国家一级文物，镇馆之宝，首批禁止出国（境）展出文物之一

公元前 11 世纪的世界，强盛的亚述帝国正处于崛起前的蛰伏期，很快帝国的铁蹄将野蛮地掠过西亚和北非，以"残暴征服"而闻名；在南亚，雅利安人带来了新的文化体系，成为古典印度文化的起源；在北非，古埃及第二十王朝即将结束，分裂和动荡紧随其后；在希腊，野蛮时代的最高阶段"荷马时代"即将登场，多利亚人的入侵宣告了迈锡尼文明的灭亡。

同一时期的中国，从这个世纪开始则进入了姬姓统治的周王朝时代，在分封和联姻的作用下，中原各邦逐渐有了共同的基本文化特性。

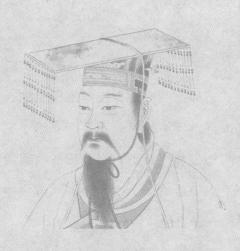

天下之中
中国之初

何尊——

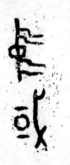

两个年轻人的邂逅

牧野一战，王朝易主。胜利的喜悦还没消散，很快周朝君臣就意识到了一个颇为棘手的问题：怎么才能让一个总人口（算上老弱妇孺）只有十万的小部落有效地控制偌大的中原地区？

周朝的开创者想了两个办法：第一，实行分封制；第二，营建"陪都"。可是，没等夙愿完成，周武王姬发便离开了人世，年幼的周成王姬诵继承了王位。在叔叔周公的全力辅佐和教育下，亲政后的姬诵继承了父亲的遗愿，在夏人旧居的"土中"（即四方之中）建立军事和政治重地——洛邑（今河南洛阳）。

当新都城建好后，这个十几岁的新王少年召集同宗子弟，发表了慷慨激昂的迁都演讲。聆听者中一个叫作何的年轻人，被父辈们的事迹沸腾了热血，又被新王的宏图伟业激励了壮志（不得不承认，早在 3000 年前，好口才的姬诵就已经深谙领导之道），他决定永远记住这个日子。在得到周成王许可后，他铸造了一件青铜器，在器物底部详细地记录了这一切，告诫自己永承父辈之志，创建功业。

3000 年过去了，这对年轻的身影早已不在，但繁华的洛阳城和被后人视为国宝的青铜尊却没有辜负各自主人的期望，沉淀千年越发夺目。

国之重器

何尊是西周初年第一件有纪年的青铜器，外形如"亚"字，长颈鼓腹，高圈足，体侧有四道扉棱。整器以云雷纹为地，以高浮雕饕餮纹为主，颈部饰蚕纹，口沿沿下饰蕉叶纹，通体有一种"狞厉之美"。

尊内底铸有 12 行，共 122 字铭文，大意是说，周成王五年四月，开始在成周营建都城，还按照周武王的礼举行了福祭。四月丙戌，周成王在京室诰训宗族年轻

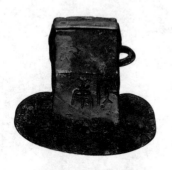

"康侯"青铜斧
（中国国家博物馆藏）

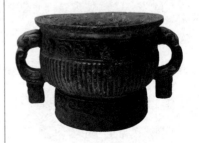

"夨（yáo）公"青铜簋
（中国国家博物馆藏）

一代，提到何的先父公氏追随受上天大命统治天下的文王。周武王灭商后则告祭上天，以此地作为天下的中心，来统治民众。事后，周成王赏赐何30朋贝币（朋为西周时货币单位，一朋购买力是13亩土地），何因此作尊，以作纪念。

何尊铭文与《逸周书·度邑解》中记载周武王克商后与周公旦的一段对话非常吻合。当时武王因定不下都邑而忧虑得无法入眠，他与周公旦说要在可以依傍天室的洛地建都，以取得天佑。武王病逝后，周公旦辅佐周成王尽力完成武王的遗愿，亲自主持营建洛邑。新都建成后，周成王在这里举行了盛大的庆功大典。

最早的 "中国"

何尊以具有极高史料价值的铭文而 "重"，不但佐证了周初的重要史事，更出现了最早关于 "中国" 一词的文字记载。旌旗飘扬为 "中"，兵戈守护的城池为 "国"，中央之城，华夏之初。这意味着从周初开始，以黄河流域为中心的华夏地区开始被称为 "中国"。

何尊之前，"德" 在青铜器和甲骨文上，都没有 "心"，这个带 "心" 的 "德" 字出现，证明了周王朝以德治国的理念。

西周分封制

古称封建制，是中国古代国王或皇帝分封诸侯的制度。商时以 "侯" 和 "伯" 称号分封诸侯，西周灭商后将封地和居民一起分封给有功的大臣和宗族子弟。诸侯在其封国内享有世袭统治权，被分封的诸侯，必须服从周天子命令，为周天子镇守疆土、随从作战、缴纳贡赋、朝觐述职。东周后逐渐被郡县制取代，秦时彻底废除。

大克鼎

——礼正则天下定

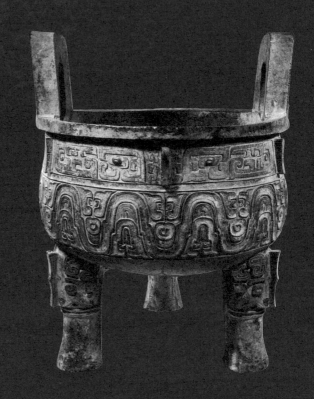

时　　代　西周中期

尺　　寸　通高 93.1 厘米，口径 75.6 厘米，腹径 74.9 厘米，腹深 43 厘米；
　　　　　重 201.5 千克

属　　性　祭祀礼器

出 土 地　陕西省扶风县法门寺窖藏

收 藏 地　上海博物馆

地　　位　国家一级文物，镇馆之宝，首批禁止出国（境）展览文物之一

两千多年前的一个清晨，天微微亮，前来祭祀祖先的周孝王姬辟方已让人准备妥当。哥哥周懿王死后，侄子姬燮软弱，在戎狄威胁下放弃故都镐京，这对他和很多大臣来说，都是一种无法洗刷的耻辱。为重振大周王朝，他破了祖宗法制，坐上了王位。虽然他处理政务没有一丝懈怠，大臣们也都很尽心，然而嫡长子继承制的礼法时刻压在心头，让他无法真正放松下来。

也许非常时刻，祖宗们默许了此事而没有降下灾祸，既然如此，那他更得用心祭祀才能延续这种保佑。想到这里，周孝王命史官招掌管祭祀献食的膳夫克前来，对他说："你的祖父师华父生前辅弼王室，德厚功高，你成为我的近侍后，出入宣诏我的命令，也非常尽职尽责。今天，我要重宣我对你的信任，还要再赐你红色祭服，赐你土地，赐你奴隶和乐队，希望你能更加恪守职责，不要辜负了我对你的信任，荒废了我的法令。"

克深深叩拜，并在心里暗暗做了决定：一定要把这件事记录下来，既要称颂天子的恩德，也要用来告慰祖父在天之灵。

93

礼正则天下定

大克鼎——

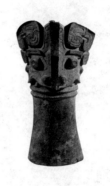

克鼎

天子与厨师

中国素有"礼仪之邦"的美誉,更精确地说,应该是"礼乐之邦"。"礼"的系统化建设始于周成王时期。周武王死后,其子成王年幼,周公摄政。周公花费了大量心血,"六年制礼作乐",他系统改造了从远古直到商朝的礼乐内容,使之上升到国家典章制度的高度,并赋予其深刻的伦理道德内涵,用来约束臣民的行为规范。

在周朝庞大的礼仪体系内,天子的饮食与祭祀是两项重要的内容。礼仪产生于饮食活动,饮食之礼是一切礼仪的基础。周朝的饮食礼仪就规定得非常细致,有客

食之礼、侍食之礼、丧食之礼、进食之礼、侑（yòu）
食之礼、宴饮之礼等。而祭祀，更是古代中国最重要的
国家活动，一点也马虎不得。因此，周朝设置了专门的
官员——膳夫，作为皇家首席厨师长，专职负责天子宴
饮和祭祀献食的各项礼仪工作。

E 祈 愿 宝 器

克精心制造的鼎被后人称为"大克鼎"，又名"膳
夫克鼎"，厚重双立耳，方唇宽沿，敛口侈腹，三鼎足。
颈部饰三组对称的变形饕餮纹，间以六道短棱脊；腹部
为一周两方连续的大窃曲纹（即波曲纹），充满律动感；
鼎足上各浮雕一兽面。

鼎内壁铸有铭文 2 段，共 28 行 290 字，内容分为
两部分：前半部分是克颂扬自己祖父师华父的话，称赞
他文采斐然、宽厚谦逊、淡泊宁静又充满智慧，辅佐王
室管理国家，深受爱戴。英明的周天子追念祖父功绩，
任命自己为王官，负责传达周天子的命令。后半部分记
载了周天子对自己的任命和赏赐，及自己谢恩后铸造大
鼎的目的。

这段铭文因对学者们研究西周时的官职、礼仪、土

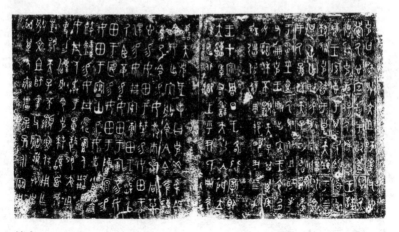

铭文

地制度意义重大，所以成为一篇重要历史文献。同时，因为铭文是墨书先刻再翻范铸造，又成为中晚期青铜器金文的典范。

坎坷命运

　　这座与大盂鼎、毛公鼎并称为"海内三宝"的鼎，最初被人卖给晚清著名学者、《新元史》的作者柯劭忞（shào mín），不久又以650两白银的价格被著名收藏家潘祖荫收入府中。

　　自此，它就没离开过潘家。潘家人已记不清回绝了多少前来拜访的人，其中不乏中外收藏家和显贵达人。1925年，潘祖年去世后，守护大克鼎的任务就落在了潘祖年 20 岁的孙媳妇潘达于肩上。民国时期，她婉谢了政府的展览邀请；抗日战争爆发后，她和家人顶着轰炸于深夜把鼎埋入地下。日军占领苏州之后，一次又一次地闯入潘家，始终没能找到大克鼎。

1944 年，潘达于把大克鼎挖出，藏在一个外面堆满旧家具和杂物的墙角里，直到 1951 年，她将它和其他珍贵文物一起捐献给正在筹备中的上海博物馆。

嫡长子继承制

夏朝确立的宗法制度里最基本的一项原则，即王位和财产必须由嫡妻（正妻）所生的长子（嫡长子）继承，其他的庶子，则会被分封到全国重要的战略要地。周朝宗族分为大宗和小宗，嫡长子继承制可以确保周王朝世世代代大宗的地位，同时避免内部的纷争，稳定统治秩序。励精图治的周孝王死后，王位又恢复了嫡长子继承制，他哥哥的长子、原太子姬燮继位，是为周夷王。

毛公鼎

——青铜里的史书

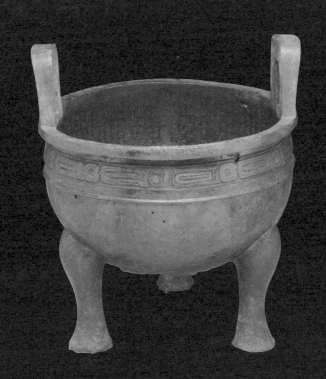

时　　代　西周晚期

尺　　寸　高 53.8 厘米，口径 47.9 厘米，腹深 27.2 厘米；重 34.7 千克

属　　性　祭祀礼器

出 土 地　陕西省岐山县董家村

收 藏 地　台北"故宫博物院"

地　　位　镇馆之宝，青铜界《尚书》

公元前 9 世纪，当古希腊的盲诗人荷马将特洛伊战争写成了长篇叙事诗《荷马史诗》的时候，中国西周王朝一场以贵族为主体的"国人暴动"正在进行。

因为国家垄断了山林川泽，违背了周人共享其益、以利民生的制度，而且还以杀止谤，忍无可忍的人们攻进王宫，要贪财暴虐的周厉王出来对此局面负责。由于周厉王已逃出镐京，人们转而寻找太子姬静，以发泄愤恨。眼见形势不对的大臣召穆公赶紧将姬静藏了起来。

为平息众怒，召穆公最后把自己的儿子推了出来，谎称是太子。愤怒的人们将他的儿子杀死后，才渐渐散去。

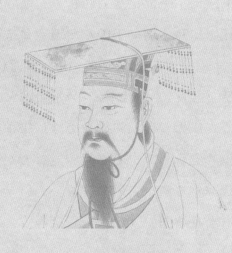

青铜里的史书

毛公鼎——

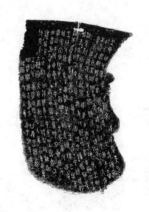

王家有贤妻

出逃的周厉王最终死在了流亡的彘地（zhì，今山西霍州市），幸免于难的太子姬静，在召穆公、周定公及诸侯的拥立下继承了王位，是为周宣王。姬静虽然坐上了王位，一开始却并不热衷于国家治理。父亲周厉王试图振兴王朝的一系列改革，不但没起作用，反而客死异乡，自己也差点没命。自己要是做不好，会不会像父亲一样？

巨大的心理压力，让上朝成为姬静最害怕的事情，每天晚上不愿睡觉，早上也不愿起床。看着姬静这样，他的王后姜氏非常着急，姜后摘掉耳环、簪子去宫女和嫔妃住所——永巷请罪，并让人转告姬静说，一切罪责都在她，是她让王上起了淫逸之心，疏于朝政，长此以往天下就会大乱。姬静知道后非常感动，下定决心调整心态，管理好国家，以实际行动回报贤妻。为此，他让叔父毛公监督自己，毛公因而铸鼎传示子孙。

▣ 君臣相欢

鼎直耳，半球腹，蹄形足，沿下饰一周重环纹。内壁铸 32 行铭文，499 字（也有说 497 字），记述了周宣王的诰诫，是一篇典型的西周册命铭文，也是现存青铜器铭文中最长的一篇。

鼎铭先追述周文王和周武王的丰功伟绩，感叹当下的不安宁；接着叙述周宣王策命毛公，委任他管理内外事务，拥有宣布王命的大权；然后是周宣王告诫鼓励毛公勤政爱民，修身养德，并赐给他公车、士兵、命服等以示鼓励。毛公感恩天子之恩，于是将此事铸于鼎上以资纪念和流传后世。

鼎铭记载翔实，叙事完整，被誉为"抵得一篇《尚书》"，是研究西周晚年政治史的重要史料。另外，其铭文书法之美历来为后世所重。

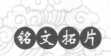

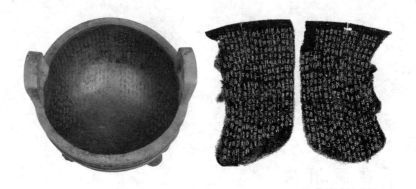

金文典范

毛公鼎的铭文被历代视为钟鼎文（金文）中的经典名作和书法艺术瑰宝。全篇以成熟的西周金文风格书写，字结体方长，线条遒劲稳健；用笔以中锋裹毫为主，章法纵横宽松疏朗，错落有致，透出的气象浑穆，奇逸飞动，充满了无与伦比的古典美。

面世之路

伴随着毛公鼎现世的，是曲折和惊险。

1843年，毛公鼎被无意挖出后，一古董商以300两白银购得偷运出县衙，阻止运鼎的村民被诬有罪下狱。1852年，清朝收藏家陈介祺从另一古董商苏亿年手中重金购入，家道中落后，毛公鼎落入两江总督端方家中，不料没多久，端方被革命军所杀，鼎不知所踪。民国时，北洋政府交通总长叶恭绰在一家古董店发现了它，并将其收入囊中。

1937年日军侵华，占领上海后，为得到毛公鼎，日本人大刑折磨叶公超。为救侄儿，避走香港的叶恭绰请高手仿制了一件上交日军，叶公超因此得以释放。释放后的叶公超找了个机会成功把毛公鼎带到香港。日军占领香港后，叶家又托朋友把毛公鼎带回上海。叶家困顿后，毛公鼎被典押银行，最后由商人陈永仁赎出，捐献给当时的国民政府，现在收藏于台北"故宫博物院"。

▱ 海内三宝 ▱

分别为大盂鼎、毛公鼎和大克鼎，均于清朝末年在陕西被发掘。因其器型雄浑，铭文字数众多而为国之重器。三鼎之内铸刻的钟鼎文（金文）受到后世金石收藏界、书法界和历史研究者的追捧和推崇。

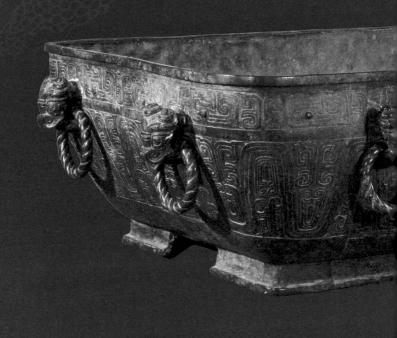

时　　代	西周晚期
尺　　寸	长 137.2 厘米，宽 86.5 厘米，高 39.5 厘米；重 215.3 千克
属　　性	祭祀礼器
出 土 地	陕西省宝鸡
收 藏 地	中国国家博物馆
地　　位	国家一级文物，镇馆之宝，首批禁止出国（境）展览文物之一

虢季子白盘

——周宣王反击战的见证者

1864 年，时任直隶提督的淮军将领刘铭传攻克常州，住进了太平天国将领陈坤书的护王府。一天深夜，正在读书的刘铭传听到了清脆的金属撞击声，他立马命人在院中搜索，以防护王部下前来行刺。结果，没发现刺客，却发现了一个奇怪的马槽，声音正是马笼头上的铁环撞击马槽发出来的。

马槽不是木制的！敏感的刘铭传第二天一大早就让士兵把马槽清洗干净，一个遍布纹饰、精美浑厚的奇特大铜盘出现在众人面前。刘铭传敏锐地意识到这是个宝物，立刻安排人秘密把此盘运回安徽老家。回乡后，他把它视若珍宝，从不轻易给人看，为此还得罪了不少权贵。后来，还专门为它盖了一座"盘亭"。

戎马一生的刘铭传并不知道，这个被他爱惜如命的大铜盘，把数千年的历史和他及后人的命运连在了一起，一起留给了后世。

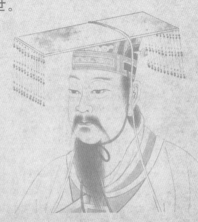

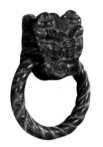

周宣王反击战的见证者

虢季子白盘————

E 征伐猃狁

西周中期以后，随着周王朝实力的削弱，西北地区的戎狄逐渐强盛，特别是猃狁（xiǎn yǔn，又称犬戎）不时入侵。周厉王在位时，猃狁就曾出动大军劫掠镐京周围，被击退。周宣王五年（公元前823年）六月，猃狁再次进犯，逼近京都镐京，周宣王命太师尹吉甫为大将军率军北伐，大胜。

七年后，猃狁卷土重来。周宣王派虢国国君虢季子（姬白）率军出击，在洛水北岸斩首猃狁500人，俘获50人。大喜过望的周宣王在太庙为虢季子举行了隆重的嘉奖，赏赐他彤弓、彤矢（朱漆弓和朱漆箭，古代

金文赏析

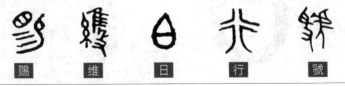

| 赐 | 维 | 日 | 行 | 虢 |

天子用以赏赐有功的诸侯大臣）、马匹和斧钺，还赐予
他征讨蛮夷的权力。虢季子遂铸盘以纪念这荣耀时刻。

虢国姬白

"虢"（guó）由甲骨文和金文中双手奋力搏击或持械
斗虎的象形字演化而来。虢国，原在陕西宝鸡境内，后迁
至今河南省三门峡附近。周文王之弟被封此地，称为虢国。

"季"是中国古代对兄弟排行的一种称谓，"伯、仲、
叔、季"，"季"是兄弟排行最小的一位。虢季子姓姬，
名白，是虢国国君虢宣公。据有关专家考证，虢季子白
在西周历史上是一位赫赫有名的贵族，他曾多次带兵出
征，以骁勇善战著称。

鸿盘史诗

铜盘呈长方形，下敛腹，平底，曲尺形足。外壁通

体饰窃曲纹和环带纹，嵌 6 个兽首衔纹环，整器敦厚大方，庄重肃穆。内底刻铭文 8 行，111 字，讲述了周宣王时虢季子白奉命出战、荣立战功及受赏赐的事件。通篇文辞优雅、行文押韵，对研究西周晚期周王室与北方少数民族关系，具有十分重要的史料价值。铭文线条清丽挺劲，章法疏朗，为先秦书法代表作。

金文绝品

盘内铭文通篇用韵，简洁优美，读之富有韵律和节奏感。铭文线条清丽流畅，富有变化；字形疏密适宜，布局和谐；结字有奇趣，韵味风流；体势在平正、凝重中流露出优美潇洒的韵致，开《石鼓文》《秦公簋》的先路，是西周金文中具有代表性的书法艺术之精品。

铜盘

铜盘是商代至战国时期流行的一种盥洗用具。在仪式典礼中，主持祭祀和仪式的人洗手，下面就有人用盘接水。等级森严的封建社会，盘作为古代礼器是主人身份和地位的象征。一般来说，小盘盛水用来洗手、洗脸，大盘则用来洗浴。

枑禁十三器

——贵族家的摆场

带座卣

子执拂斝

父甲觯

牺形爵

枑禁

姒己觯

时　　代　西周
尺　　寸　禁：长 89.9 厘米，宽 46.4 厘米，高 18.7 厘米；重 32.2 千克
青铜爵：高 25.1 厘米，宽 22.9 厘米，重 1.4 千克
青铜角：高 20 厘米，口宽 14.6 厘米，重 1.1 千克
青铜觯（zhì, 4 件）：分别高 14 厘米、14.6 厘米、12.7 厘米
青铜斝（jiǎ）：总高 33 厘米，宽 26.7 厘米，重 5.4 千克
青铜觚（gū）：通高 21 厘米，口径 12.7 厘米，重 0.5 千克

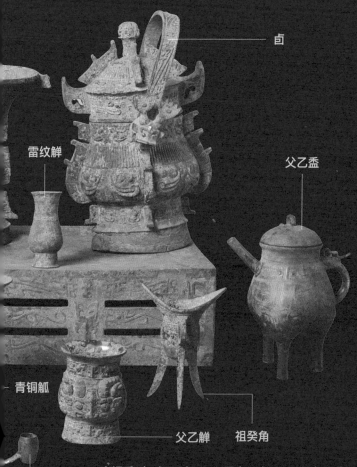

尊

卣

父乙盉

雷纹觯

青铜觚

父乙觯　　祖癸角

青铜枓

青铜盉（hé）：高 28.6 厘米，宽 23.5 厘米，重 2.5 千克
青铜尊：高 34.9 厘米，口径 28.3 厘米，重 7.3 千克
青铜带座卣（yǒu）：高 34.3 厘米，宽 24.1 厘米，重 8.8 千克
青铜卣：高 47 厘米，宽 29.2 厘米，重 14.1 千克
青铜枓：长 20.3 厘米，重 0.5 千克
属　　性　祭祀礼器
出　土　地　陕西宝鸡市金台区斗鸡台
收　藏　地　美国大都会艺术博物馆

1801 年的一个上午，陕西宝鸡市斗鸡台戴家湾村的一个农民在村北的坡地上取土时，听到了一声闷响：锄头碰到啥东西了。他好奇地蹲了下来，小心地用手扒开上面的土，一件生了锈的大家伙露出了一角。发财了！瞬间的狂喜让他有些眩晕，最终他从这片土地里收获了 30 多件青铜器。

其中有一套 14 件的柉禁器组辗转落入晚清重臣端方手中，端方非常喜欢它们，他在《陶斋吉金录》中绘制了《柉禁全图》，器物分图 13 张，每件器物都有说明和铭文拓印图案。1911 年，端方死于四川保路运动后，家道中落，子弟贫困。为求生存，他的后人将这套青铜器于 1924 年以约 20 万两白银的价格，通过美国人福开森卖给了纽约大都会艺术博物馆。在运往美国之前，福开森又将这组器件逐一摹拓打印，一套 15 幅图，辑成《斋旧藏古禁全器》，影印出版。

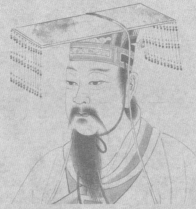

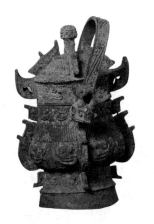

贵族家的摆场

禁 的 由 来

禁是一种案形器，作于周武王灭商之后，只赐予周王室同姓的诸侯王及三公，是周代贵族在祭祀或宴飨时置放酒器的用具。《仪礼·士冠礼》注："名之为禁者，因为酒戒也。"

周公旦以周成王之命作《尚书·酒诰》，这是西周官方颁布的一部禁酒令。自酿酒出现以后，饮酒之风就一直很盛，这种风气在商纣王时达到顶峰。纣王修建离宫别馆，又起"酒池肉林"，日夜和宠爱的妃子妲己以及一些贵族幸臣们酗酒玩乐。荒淫无度的侈靡生活最终导致了民失国破。西周建国后，总结商朝灭亡的经验教

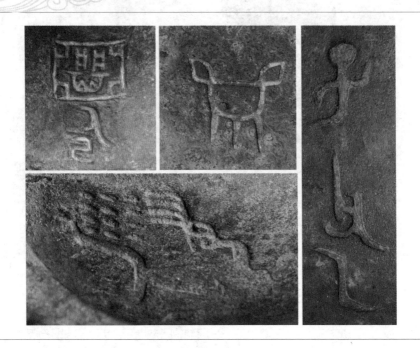

训，坚决禁止周人酗酒，提倡有节制地饮酒，于是，就把这种盛放酒器的案形器叫作"禁"，提醒人们少喝酒。

E 贵 族 之 风

　　因禁的使用有着严格的礼制等级要求和规定，自柉（fán）禁十三器出土之前，禁类器物人们仅见于古书记载。这组青铜器共14件，具体为柉禁1件、卣（yǒu）2件、觯（zhì）4件、尊1件、盉（hé）1件、觚（gū）

1件、斝（jiǎ）1件、爵1件、角1件和科1件。其中带座卣的器盖、器身上各有一个"鼎"字铭文；尊圈足内侧有一个"鼎"字铭文；瓿圈足内壁刻有"亚冀妣己"铭文；盉的器盖、器身均有"子父乙"铭文；角上刻有"祖癸"，斝因錾内图形得名"子执拂"。

此套青铜祭祀礼器，器型之完备，保存之完好，独一无二，为中国流失海外的重器之一。

꒐꒐ 柉禁 ꒐꒐

"柉禁"为端方在《陶斋吉金录》中所名。"柉"原为树名，《礼器碑》中借指杯或碗类器物，内有"笾柉禁壶"的记载，"笾（biān）"是古时祭祀宴飨礼器的一种。用"柉禁"为青铜组件命名，并不贴切，但因其流传已久，成为约定成俗的称谓，故一直保留了下来。

越王勾践剑

——三千越甲可吞吴

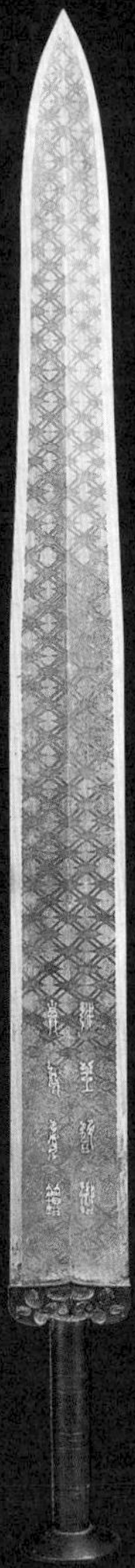

时　　代	春秋越国
尺　　寸	剑长 55.6 厘米，宽 5 厘米；柄长 8.4 厘米；重 875 克
属　　性	冷兵器
出 土 地	湖北省荆州市江陵县望山 1 号楚墓
收 藏 地	湖北省博物馆
地　　位	国家一级文物，镇馆之宝，第三批禁止出国（境）展览文物之一

公元前 6 世纪末，大流士一世的波斯帝国成为世界上第一个版图跨亚、非、欧的大帝国。为了巩固对征服地区的统治，大流士一世对内加强中央集权，对外实行铁腕镇压。希腊城邦的强大始终是大流士一世的心头之患，进入公元前 5 世纪后，前后持续近半个世纪的希波战争爆发，奇迹站在了希腊人这边，希腊人打败了不可一世的波斯帝国，进入了自己的极盛时期——雅典时代。

而在中国，春秋时的最后一位霸主——勾践，正在与吴国的反复较量中，磨练和隐忍自己，等待着那最后的致命一击。

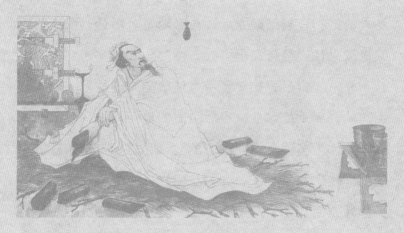

越王勾践剑——

吞吴

三千越甲可

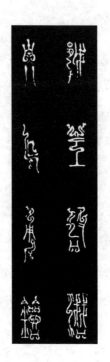

🄴 越国霸业

越国由夏禹的后裔所立，始祖是夏朝君主少康的庶子无余。无余受封于会（kuài）稽，号"于越"，奉守夏禹的祭祀。越国建立后，与当地土著融合，很少与中原地区来往。经历二十多代，传到勾践的父亲允常。

允常即位后，接受了中原地区的先进技术，除发展生产外，尤重冶炼业，当时越国制造的青铜剑和战船都属精华，为多国所求。国力的逐渐强盛，带动了对外扩张的脚步。允常称王，开始与同样怀有雄心壮志的邻国吴频繁发生战争。

越王勾践

公元前 497 年，允常去世，其子勾践即位。吴王阖闾得知消息后，趁机出兵攻打越国，结果大败，阖闾也因伤重去世，临终前嘱咐儿子夫差，一定要替自己报仇。三年之后，吴越战争又起，越王勾践被困会稽。在范蠡的建议下，勾践携妻带子入吴为臣，给吴王夫差为奴，替他喂马。

整整三年的忍辱负重，换来了夫差对他防备之心的消除。勾践回家后，天天卧薪尝胆，粗衣淡食，耕田播种，激励生产。复仇之火始终燃烧在勾践不甘的心上，就在吴王夫差率精兵北上黄池会盟时，勾践选择了动手。他偷袭了吴国的城池，杀死了吴国太子，迫使吴国求和，并在几年之后攻入吴都。一生好强的夫差自刎而死，吴国灭亡。

天下第一剑

两千年前的吴越之地，像今天一样河流密布，水网纵横。两军作战，车战难行，步兵为锋，因而适合近身作战的宝剑就有了独步天下的机缘。这把一出土就震惊世人的青铜剑，以其锋利的剑刃、高超的技艺被赞誉为

"天下第一剑"。

剑刃和剑身的分开铸造、剑首11道同心圆制作、满布剑身的菱形暗格花纹，是"吴越青铜兵器三绝"的完美体现。由于高超的铸剑工艺，让这把剑历经千年而锋利如昔。刚出剑鞘，它便划破了考古人员的手。

E 江 陵 楚 墓

公元前473年，越灭吴；公元前306年，楚尽得越国故地，越国名存实亡；公元前278年，秦攻入楚

江陵楚墓出土

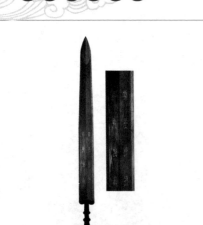

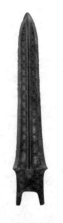

越王州勾（勾践重孙）剑

吴王夫差矛

国郢都（今湖北江陵纪南城），烧毁了楚王族的陵墓。目前在江陵发现的各类楚墓超过 2800 座，已发掘的有 800 余座，多为贵族和平民墓葬。

这批楚墓从春秋中期至战国共 400 余年，出土文物有 7000 余件，主要是青铜器、陶器、漆木器、丝绸、竹器、玉器和竹简等。其中青铜兵器数量多而品种全，制作精致，常见的有剑、戈、矛、戟、镞等，以剑为最多。当时，凡成年男性几乎都用剑随葬，不同的是贵族墓中随葬铜剑，这反映了楚国高超而繁荣的青铜冶铸技术和全国上下的尚武之风。这些出土的吴越兵器，应该是灭国后被带入楚地的。如著名的越王勾践剑出自望山 1 号墓、吴王夫差矛出自马山 5 号墓、勾践重孙越王州勾的青铜剑出自藤店 1 号墓。这些墓葬为后人研究东周时楚国的历史提供了翔实可信的资料。

青铜剑

冷兵器的一种，一般由剑身和剑茎（剑把手）两部分组成，亦有在两者之间加剑格的。青铜剑主要由铜锡冶炼而成，出现于商代，鼎盛于春秋后期，东汉时被铁剑所取代。

曾侯乙编钟

——华夏正音的绝响

中层带柄的甬钟，3组，共33件，分短枚（钟带间隆起的饰物，又称钟乳）、无枚、长枚三式。甬钟有音高准确的正鼓音和侧鼓音。

与众不同的大镈钟，是公元前433年，楚惠王熊章送给曾侯乙，供其永享的。公元前506年，吴国攻破楚国都城，楚昭王流亡，四处碰壁之时随侯不畏强吴，保全了他。楚昭王复位后，下令楚、随两国世代友好。后专家证实，随国就是曾国。

佩剑武士形铜柱和8根圆柱承托，把整个钟架分为上、中、下三层。

上层无长柄只有挂环的
钮钟，表面光素，3 组，
共 19 件。

桐木钟架，高大，呈曲
尺形，彩绘木梁，两端
以蟠龙纹铜套加固。

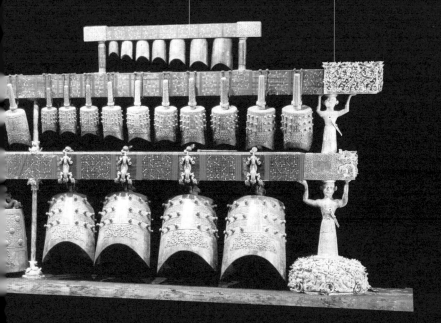

时　　代　　战国早期

尺　　寸　　长钟架长 748 厘米，高 265 厘米；短钟架长 335 厘米，高
　　　　　　273 厘米

数　　量　　共 65 件，19 枚钮钟、45 枚甬钟和 1 枚镈钟

重　　量　　5 吨

属　　性　　乐器

出　土　地　　湖北随州擂鼓墩

收　藏　地　　湖北省博物馆

地　　位　　国家一级文物，镇馆之宝，首批禁止出国（境）展览文物之一

公元前 434 年，在西方，为争夺希腊霸权，以斯巴达为首的伯罗奔尼联盟和以雅典为首的提洛同盟之间的战争一触即发。而东方，古老黄河流域附近对中原控制权的争夺也上演正酣。就连长江中下游"汉东之国"的曾侯乙也无法安心，在楚国日益强大的威压之下，曾国的未来着实堪忧。但曾侯乙的身体已经油尽灯枯了，他无法支撑到那一天了，子孙的事还是留给他们自己去处理吧。在余下有限的时间里，他更渴望的是能多听几次美妙的乐曲，只有那清脆悠扬之音才是他的灵魂归所。

当他的专属乐队用熟练的手法，让案几后的他再次听到天籁般的声音时，曾侯乙的心又一次沉醉了进去："世间最美不过如此。百年之后，我要把这些统统都陪葬进我的墓室，所有的乐器一样都不能少；为避免新人不会演奏，我还要让人把音律和音名都刻在上面；要请最好的匠师，精美豪华之度得配我一国诸侯之名……"

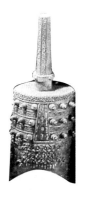

华夏正音的绝响

曾侯乙编钟——

南方有曾国

曾国，南宫适（kuò）的封国。南宫适（生卒年不详），西岐人，姬姓，西周著名的贤者和重臣，周文王四友之一。在周族的早期兴旺、伐商大业及后期周王朝的建立和稳固中立下了不世之功。作为回报，西周初定周武王大分诸侯时，南宫适成为首任曾侯，政治中心就在今湖北随州，曾国成为周王朝在江汉地域控制铜资源运输和遏制楚国等南蛮扩张的重要屏障。春秋时，曾国不负众望，一度成为汉东诸国抗楚的盟主，随着楚国的兴盛，进军中原的野心在实力大增后不可遏制地膨胀，人少势微的汉东诸国再也无法与之抗衡，纷纷沦为楚国的保护国，曾国也不例外，直到战国末期被楚国所灭，与厉国、唐国一起组成了古随县的一部分。

曾侯乙是战国时期古曾国在位的诸侯王，约于公元前463年前后在位，约前433年卒。他不但是位擅长车战的军事家，对乐器制造和音律研究也有着非常浓厚的兴趣，这点从他墓内出土的器物上就可以看出来。

曾侯乙的"宝贝"

从1978年的意外发现开始，人们陆续从曾侯乙的墓里发掘出了8种124件乐器，1714件配合演奏使用的附件和工具，编钟、编磬、建鼓、瑟、琴、笙、排箫、篪（chí），数量之多、制作之精、保存之好，为世界

同墓出土同馆收藏

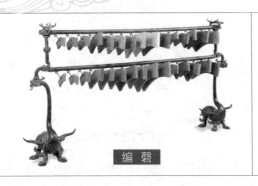

编磬

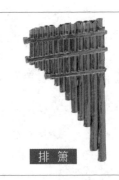

排箫

音乐考古史上罕见。其中举世瞩目的大编钟，由65件青铜编钟组成，两面呈直角折尺形，在6个青铜武士和几根圆柱承托下，静静地伫立在原位，仿佛一直等待着千年之后的再次现音。19件钮钟、45件甬钟及1件楚王熊章赠送的镈钟，分3层8组悬挂在曲尺形钟架上。古桐木为架，上饰人、兽、龙、鸟、花瓣、几何等造型。编钟十二律齐备，音域宽广，音色美妙，凡有幸聆听过的中外专家和学者无不啧啧称赞，称它是当之无愧的"稀世珍宝"。钟架、钟钩、钟体上3755字的镀金铭文，记事、标音和律名关系清晰可见，不但为后世研究中国先秦乐理提供了强有力的实证资料，也是文字向书法发展的一个象征。

编 钟 之 制

编钟在中国的出现，远可追溯到黄帝时期。《吕氏春秋·古乐》载：黄帝时的一位乐官伶伦，奉了黄帝的命令和大臣荣将一起"铸钟12口，以和五音"。

"编钟"一词则最早见于《周礼·磬师》："磬师，掌教击磬、击编钟。" 将多件钟编悬在一起就可以称之为"林"，意思是"好像树林一样"。西周时期的编钟大多 8 件成编，随着经济发展和冶炼技术的提高，春秋战国时，编钟的件数可达 9 件、12 件、26 件，甚至 36 件、40 件。在阶级森严的古代中国，编钟不仅是为了奏乐，还是先秦礼乐制度中等级和权力的象征，《周礼·春官·大司乐》中制定了严格的音乐等级制度："正乐悬之位：王宫悬，诸侯轩悬，卿大夫判悬，士特悬"，意思是"王的乐器数量、规格和陈列，可以按东、西、南、北四面悬挂和安置；诸侯则去南面避王，悬挂三面；卿大夫西悬钟，东悬磬；士只能悬磬"。

属于曾侯乙的这套 "编钟王"，不但是目前为止出土数量最多、气势最宏伟的，也为周礼的记载提供了完美的佐证。正是由于两千多年前曾侯乙对它的挚爱，后世子孙才有一个了解华夏正音的机会，也由此造就了世界音乐史和铸造史上的奇迹。

编钟

兴起于西周，盛于春秋战国直至秦汉。它由大小不同的青铜钟按照音调高低次序排列，悬挂在钟架上，以敲打的方式进行演奏。

宴乐水陆攻战纹铜壶
——巴蜀人的生活侧写

时　　代　战国
尺　　寸　通高 40.3 厘米，口径 13.2 厘米，腹径 26.5 厘米
属　　性　酒器
出 土 地　四川成都百花潭中学 10 号墓
收 藏 地　四川博物院
地　　位　国家一级文物，镇馆之宝

公元前 4 世纪末至 3 世纪初，印度次大陆奴隶制国家普遍发展，分立的列国逐渐被一个来自饲养孔雀家族的旃陀罗笈多统一，他建立了第一个基本统一的印度政权——孔雀王朝。旃陀罗笈多的对手，公元前 4 世纪横空出世的军事天才亚历山大，由于死亡的突然降临而英年早逝，强大到耀眼的马其顿王国被迫中止了狂风般的征伐节奏，而变得四分五裂。

东亚的中国此时正经历着一场史无前例的大变革，这是农业、纺织业、思想、科技、军事和政治发展的黄金期，正孕育着中国历史上第一位皇帝的诞生，一个崭新的大帝国即将现世。

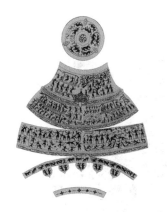

宴乐水陆攻战纹铜壶——

巴蜀人的生活侧写

E 变革的时代

诸侯混战，礼崩乐坏，风起云涌的时代，注定也是一个思想飞扬的年代。往昔承担着礼敬，甚至代表着权力的青铜器，也发生了激烈的变革。它们中的大多数在战国时期走下神坛，进入了更加世俗化、更接地气的领域，如货币、印玺、符节和日常生活用器，风格简朴，线条舒畅，装饰内容融入绘画因素，用更加高超和多样化的工艺反映着现实生活中的种种。

宴乐水陆攻战纹铜壶应运而生。从这件反映战国时期巴蜀大地多个生活场面的器物中，人们解读出了整合中原及秦楚文化后的独特风情。

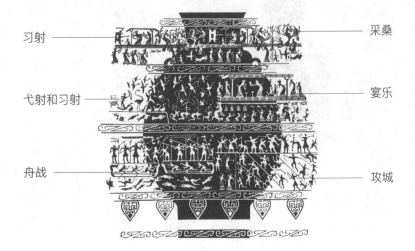

习射 —— —— 采桑

弋射和习射 —— —— 宴乐

舟战 —— —— 攻城

巴蜀风情

兽面衔环，三鸭形钮；通体嵌错，纹饰丰富，虽不再盛酒，却沉淀了满满两千年的时光。

自上而下，纹饰第一层右侧是一组采桑的画面，枝繁叶茂的桑树林里，树上采摘和传送桑叶的人忙得正欢，树下欢快的劳动之舞在拍掌中也不甘寂寞；左侧是习射的场面，举靶、报靶、喊令、拉弓、瞄准、排队，井然有序，形神皆备。

第二层的左侧是弋射和习射场景，前者是用带着丝绳的箭去射大鸟，后者则是自由练习射箭；右侧是盛大的宴飨场景，钟鸣鼎食，主宾互敬，气氛融洽，席间跳起的是流行于四川的巴渝舞。

第三层则是最为精彩的水陆战：左侧舟战，右侧攻城。在钲、鼓的激越声中，士兵们架梯攻城、泅水夺船，长戈、长矛、短剑、云梯、弓箭、礌石轮番上阵，空间不大，却惊心动魄。

E 巴渝舞

巴渝舞是流传在重庆北部和四川东北部地区的原始歌舞，是古巴人在同猛兽、部族斗争中发展起来的一种集体武舞，是中国古代最有影响的战前舞。击鼓伴奏，执干戈而舞，分矛渝、安弩、安台、行辞四个乐篇。牧野之战时就是由巴人组成的"龙贲"军，前歌后舞使殷人倒戈。秦末时巴人又靠巴渝舞帮助汉高祖平定了三秦，此舞遂入宫廷成为朝野雅俗共赏的文化瑰宝。

嵌错工艺

嵌错工艺产生在商代，流行于战国。工匠们先在器物上刻出图像的浅槽，然后把红铜、铅等金属嵌进浅槽，再用一片细砂岩做成的"错石"对嵌了金属的图像进行打磨，使之和器身一样平滑。嵌错红铜制品，在秦汉后很少见，而嵌金银工艺一直延续了下来。

鄂君启金节

——中国最早的免税通关凭证

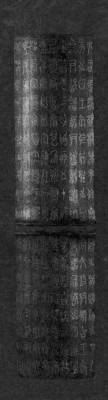
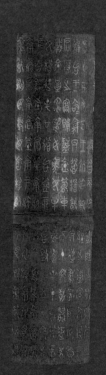

时　　代　战国中期

尺　　寸　车节长 29.6 厘米，宽 7.3 厘米；舟节长 31 厘米，宽 7.3 厘米

属　　性　通关凭证

出　土　地　安徽省寿县邱家花园

收　藏　地　中国国家博物馆（车节、舟节各 1 枚）、安徽博物院（3 枚）

地　　位　国家一级文物

对于公元前 3 世纪来说，曾经耀眼的亚历山大大帝已成过去式，但他的铁骑所到之处，古代世界文明旧有版图均被打碎，重建了一个延续数百年的"希腊化时代"。他的将领们瓜分了帝国，统治中亚和西亚的塞琉古王国成为当时世界强国之一，而托勒密王国则成为当时世界的学术文化中心。

此时，中国群雄争霸的混乱时代即将结束，经过商鞅变法的秦国正以一日千里的速度发生着变化，随着东进脚步的加快，与雄踞长江南北的楚国之间的矛盾愈演愈烈。

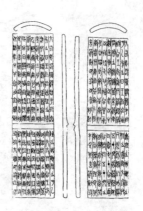

中国最早的免税通关凭证

鄂君启金节

重商的楚国

芈（mǐ）姓熊氏的楚国，是先秦时期位于长江流域的诸侯国，虽然远离周天子的政治统治中心，但自有优越的自然生产条件和丰富的矿产资源。从春秋开始，"力农重商"就一直是楚国的经济政策，在国家的保护下，楚国商人与中原各国经济交往更加活跃，经常有满载着货物的车队、船队穿梭于水陆联运的交通网上。

鄂州地理位置优越，处于长江流域"得中"之位，自古就有通商之便，水陆皆利。当时的楚国不但积极与中原诸国通商，也与西亚、南亚的一些国家进行经济交流。甚至为了便于商贸，楚国特地为商队铸造了用于免税的铜节，到了关卡只要出示铜节，一律免征关税。

■ 大胜之后的馈赠

公元前 323 年，楚以送魏公子高返回魏国为名，派大司马昭阳带兵攻入魏国，一举夺取魏国八座城池。楚怀王心情大好，封弟弟启去鄂地（今湖北鄂州）为王，为了方便弟弟路上通关，还专门命人为他制了 5 个竹筒形的青铜竹节。

这些青铜竹节含车节 3 件，舟节 2 件。鄂君启拥有了青铜金节，就意味着以后在大楚国境内，自己的商队在水、陆两路运输货物一律免税，畅通无阻。要是按年累计，可省下很大一笔开支呢，但哥哥对他也不是没有限制：商队船只不能超过 150 艘，车辆不能超过 50 辆；货物贩运时间以一年为限；严禁私运武器以及青铜和皮革等战略物资；水、陆商队都只能从鄂州出发，走固定路线；此节必须随商队同行，凭此节过关免税，否则正常纳税。

令人眼红的通行证

这件中国最早的运输免税通行凭证，上以错金工艺刻铭文各有 9 行，舟节 164 字，车节 148 字。楚国物产丰富，商业活跃，极盛时的疆域几乎占其他诸侯国疆域总和的一半，而鄂州又是楚国重要的商贸中心和水陆交通枢纽。拿到金节的鄂君启相当于拥有政府颁发的专项批文，或是工商部门下发的特许营业执照。它代表了他经商运输的免税特权，保障了商业上的巨大利益。

金节上的楚文字用笔不计工拙，线条劲细飘逸，挺拔秀丽，端庄秀劲又瑰丽奢华，也成为后人研究金文中最具代表性的一篇。

节

中国古时国内通行凭证的一种，由帝王或政府颁发，在纸张出现之前，有玉、铜、木、竹等材质。最早期的节是剖竹而取，后来虽用青铜铸造，但仍多取竹节之形。最出名的当属鄂君启金节，为后人研究战国时楚国交通、地理、赋税制度和商业等提供了重要的实物资料。

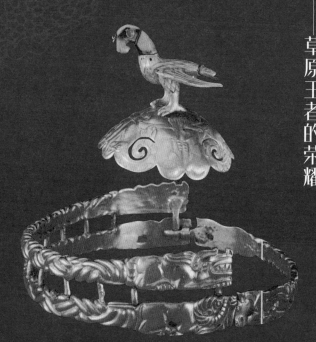

鹰形金冠饰

——草原王者的荣耀

时　　代　　战国晚期

尺　　寸　　冠顶高 7.3 厘米，重 192 克；冠带直径 16.5～16.8 厘米

重　　量　　1202 克

属　　性　　王冠装饰

出 土 地　　内蒙古自治区鄂尔多斯市杭锦旗阿鲁柴登

收 藏 地　　内蒙古博物院

地　　位　　镇馆之宝，匈奴文化代表之作

公元前 3 世纪中叶，一支来自中亚的游牧部落进入了伊朗东北部，建立了被中国称为"安息"的帕提亚王国。托勒密王朝则在埃及开创了近 300 年的统治，首都亚历山大港在当时成为希腊化世界的重要文明中心以及贸易枢纽；塞琉古一世以叙利亚为中心创建的王朝已风光渐失，在与托勒密王朝争夺巴勒斯坦中丧失了东部大部分领土。

南欧的罗马共和国奴隶制城邦这时则进入全盛时期。

东亚，在中国北方草原上，一支夏后氏苗裔部落正逐渐崛起，他们以黑龙为图腾，披发左衽，逐草而居，勇猛彪悍，成为威胁中原王朝数百年的独特存在。

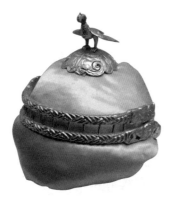

鹰形金冠饰——

草原王者的荣耀

❡ 北方草原的王者

　　匈奴第一次出现在中国史书的时间在战国时期。据《史记》记载，匈奴是夏朝灭亡后，夏桀的一支后裔逃到北方吞并了其他部落而成的。这是一个没有明确文字、由对手书写历史的民族。他们风卷残云一般统一了北方草原后，就在秦汉的历史上留下了浓墨重彩的一笔。

　　他们在纵马游牧的生活中，觊觎着农耕文明积淀下来的衣食财富。在与中原王朝的连年征战中，公元前3世纪的匈奴逐渐控制了从里海到长城的广大地域。

民族风情

一只展翅欲飞的雄鹰，睥睨站于半球状冠顶，鹰头与颈镶嵌两块绿松石，金制鹰眼，头与尾皆可摆动。冠顶之上浮雕四组狼噬羊图案，猎杀的强弱对比，更突显了草原雄鹰的威武霸道。绳索纹冠带由三条半圆形金条组成，由榫卯插合联结，两端浮雕伏虎、卧马和盘羊。

王冠通体金质，铸造、捶打、压印、抽丝和镶嵌等工艺，表明了主人的显赫地位，带着浓郁草原风情的花纹与动物形象则彰显了它的出处。鹰在草原人民心中，是傲视众生的苍天骄子；而弱肉强食的残酷大自然生存法则，烙印了匈奴民族的勇猛和无畏。

匈奴

古代蒙古高原游牧民族，兴起于今内蒙古阴山山麓，源于中原夏王朝，西迁过程中融合了月氏、楼兰、乌孙、呼揭等多个民族。秦汉时称雄于中原以北，强盛一时。信奉萨满教，以狩猎、游牧及畜牧为主。后分裂为南北两部分，南匈奴归附汉朝后逐渐融入汉族，改汉姓；北匈奴政权瓦解后，有一支进入了西亚和欧洲。

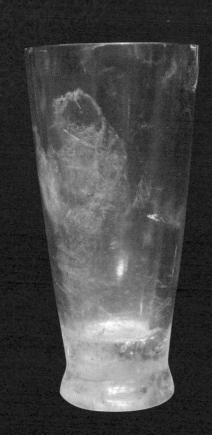

水晶杯

——穿越时空的绝世孤宝

时　　代　战国晚期
尺　　寸　高 15.4 厘米，口径 7.8 厘米，底径 5.4 厘米
属　　性　祭祀器
出 土 地　杭州市半山镇石塘村
收 藏 地　杭州博物馆
地　　位　国家一级文物，镇馆之宝，首批禁止出国（境）展览文物之一

进入公元前 3 世纪中期后，印度次大陆的孔雀帝国在阿育王的统治下进入全盛时期；欧洲新的王者罗马共和国正雄心勃勃，与北非垄断了西地中海贸易的迦太基水火不容。

在中国，后来居上的秦国正以咄咄逼人之势让曾经强大的楚国节节败退，其他诸国也不过是在苦苦支撑，全新时代来临已经不可阻挡。而地处长江流域的越国，随着勾践的去世，霸业渐远，宫廷中不断发生着弑君弑父的悲剧，已经走到了亡国的边缘。

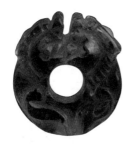

水晶杯——

穿越时空的绝世孤宝

E 楚灭越

越国自勾践去世之后，发生了三次弑君事件：先是重孙朱勾发动政变残忍杀了自己的父亲越王不寿，即位为王；后是朱勾儿子豫为谋夺王位害死三个侄子，鼓动哥哥越王翳除掉太子诸咎，诸咎担心自身被害，率领军队进宫杀死了父亲；诸咎死后，越国大夫寺区平定内乱，立无余为越王，但不久无余便被其弟杀死，后无颛（zhuān）为越王。宫廷内外、家室之间的相互残杀，使得越国在内乱的泥沼中越陷越深。

就在越国君臣忙于内斗时，早有灭越之心的楚威王

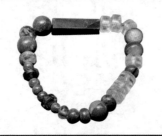

水晶玛瑙玉石串（河北博物院藏）

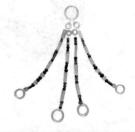

水晶玛瑙串（山东博物馆藏）

已经派大臣昭滑在越国做了 5 年调查。公元前 306 年，楚怀王趁越国内乱之机令昭滑率军伐越，攻克越国都城吴（今苏州），越王无疆战死，越国自此分崩离析，楚国尽得吴越之地。随后，楚王便委派官员，前往吴越之地施政行令、驻军抚民。派到当时余杭的那名地方官恰巧是一位爱酒之人，当地的一些士绅，为了讨好这位新上任的长官，共同出资打造了精美的酒具——水晶杯，进献给长官。这只水晶杯被那名长官当作心头肉，以至于在他归于黄土之日，也将之陪葬。

现代感十足的水晶杯

敞口平唇，直身圆底，通体透明，酷似现代的玻璃杯。整器略带淡琥珀色，杯壁内有自然结晶的海绵体。

这只与现代玻璃杯相差无几的杯子，是用整块优质天然水晶雕琢磨制而成。据文献记载，早在新石器时期中国就有水晶制品，春秋时期已能雕琢水晶生肖。战国时随着玉器加工工具与工艺水平的提高，做出一个这样的水晶杯也不是没有可能。水晶既硬又脆，完好无伤地在地下保存两千多年，且为孤品，一直被人们称为"穿越时空而来"。

至于这个水晶杯的用途，专家认为它并不是用来喝水或盛酒，因其贵重，极有可能是礼器或祭祀用具。

ᄓᄓ 越国 ᄓᄓ

中国先秦时东南方诸侯国之一，大禹直系后裔一支，姒姓，公元前2032年建国，以浙江绍兴禹王陵为中心，越王勾践时国土面积最盛，雄踞东南。越人自称"于越"，以象牙、玳瑁、翠毛、犀角、玉桂和香木等奢侈品与中原各国交换引进丝帛和手工产品。政治上由部落联盟过渡为分封制，公元前306年为强楚所灭。

放马滩木板地图

——中国最早的县制地图

时　　代	战国秦
尺　　寸	长度 26.5～26.8 厘米，宽 15.0～18.1 厘米，厚度均为 1.1 厘米
属　　性	木质地图
出　土　地	甘肃省天水市麦积区放马滩西 1 号墓
收　藏　地	甘肃省文物考古研究所
地　　位	国家一级文物，中国和世界最古老的实物地图

1986 年 4 月的一天，放马滩被一场瓢泼大雨所笼罩，万物都模糊在一片雾气氤氲（yīn yūn）中。小陇山林业局放马滩工区的夏向清和他的工友们无奈地望着外面，窗外山坡上奔涌而下的山水正肆无忌惮地冲击着职工宿舍后墙外侧，很快就堆积出一层厚厚的淤泥。

天刚放晴，夏向清就带人出来清理这层淤泥，抬头的不经意间，对面山坡上一个几十厘米的孔洞吸引了他的注意力：奇怪，它怎么一直从里面往外冒白灰色的泥浆呢？胆大的夏向清没能克制住自己的好奇心，把手伸进了这个孔洞中，一番摸索之后，竟然拿出了一些竹简。嗯？有收获，再往里继续掏，再次拿出来的竟是几块刻有图形的木板。

或许是碰上古墓了，赶紧上报！

中国最早的县制地图

放马滩木板地图——

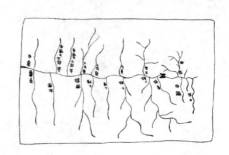

墓主丹和放马滩

墓主丹是位上知天文、下知地理的智者，音律、占卦、五行无一不精。秦惠文王后元七年（公元前318年），因以箭伤人，丹被判处刑罚，第三年时因为他的才识，得到一个将功赎罪的机会，在秦伐赵的战役中任参谋一类的文职。战事结束后，他没有回原籍，而是在邽县（今甘肃天水市）东南的燔（fán）史关住了下来，最终老死在这里，葬于此关北侧的墓地，即今天的放马滩。

放马滩又叫牧马滩，是甘肃天水麦积山风景区的一部分。因传说秦始皇先祖嬴非子在此地为周王室牧马而得名。因出土了战国、秦汉时的木板地图、竹简、纸地图等一大批重要文物，此处被誉为先秦考古文物的圣地，有"天水放马滩，云梦睡虎地"之称。

罕见的地理古图

这批出土的木质地图共4块，其中3块木板两面绘制，1块仅绘1面，共存图7幅。地图上标记了大小溪流、聚落、山谷、关隘、道路、里程、界线、亭形建筑，还特别注有各地之间的相距里程，反映了秦国邦县的政区范围、水系、物产及地理概况，其中有聚落名28个、山名2个、溪谷名12个、关隘名6个，标文大都按河、溪、谷的走向书写。

这7幅地图，除1幅半成品外，其他6幅可拼接成一幅完整的邦县全图。这幅罕见的地理古图为后人了解秦国县制的行政建置、管辖区域、地形概况、自然资源、交通状况，提供了第一手资料，也成为中国早期地图测绘史的重要实据。

杜虎符

——两千年前的『将军令』

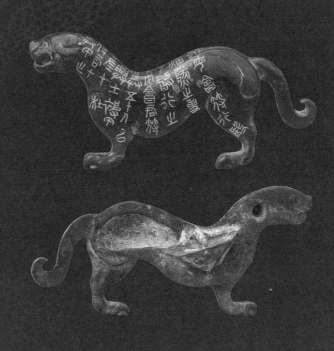

时　　代　战国秦

尺　　寸　高 4.4 厘米，长 9.5 厘米

属　　性　调兵凭证

出 土 地　陕西省西安市雁塔区北沈家桥

收 藏 地　陕西历史博物馆

地　　位　国家一级文物，镇馆之宝之一

1975 年冬，西安市南郊北沈家桥村的少年杨东锋正在村西帮家里平整土地，一锄头下去，好像碰上了个金属硬物。他好奇地捡起了一个拳头大小、裹着泥土的东西，在铁锄上磕了几下，一个类似动物的铜制品露了出来。废铜值不了几个钱，送给妹妹做玩具倒是不错。于是，这件不明身份的物品在杨家一待就是三年。三年后，外层绿锈慢慢剥落，一个老虎样的铜器现出了真容，身上还有金光闪闪的铭文。

虽然看不懂文字，但杨东锋还是意识到了这个东西的不寻常。他决定到陕西历史博物馆碰碰运气，拿它去换身帅气的军装。考古专家戴应新看出了这只老虎的价值，因为博物馆没有军装可以提供，最终给了杨东峰一封表扬信和奖金 50 元人民币。而这只小老虎，则成为现在陕西历史博物馆的镇馆之宝。

両千年前的「将军令」

杜虎符——

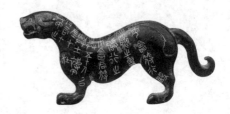

⊟ 杜 虎 符

　　杜虎符归战国时秦国杜县军事首领所有，用来调遣杜县一地的兵将。虎作直立行走之势，昂首，卷尾，背面有槽，颈上有孔。上有错金铭文9行："兵甲之符。右在君，左在杜。凡兴士被甲，用兵五十人以上，必会君符，乃敢行之。燔（fán）燧之事，虽毋会符，行也。"

　　意思说：右半符存于君王处，左半符在杜地军事长官手中，凡调兵超过五十人，杜地的左符须与君王的右符契合，才能调动。但遇到紧急情况，可点燃烽火，不必验符。40个悬针错金小篆，字字清晰，圆转秀丽。

兵甲之符

在风起云涌的战国，为争霸天下提供最直接支撑的军队，自然受到了各国君主的高度重视。如何牢牢把军权掌控在自己手里，一分为二且专符专用的虎符就成了绝佳的选择。作为调兵遣将的凭证，除了当场核对虎符外，盖有皇帝之印且写明调兵人数、日期及目的的诏书也需一并提供，为的就是防止有人钻空子。

汉时虎符上承秦制，只是使用时的验证制度更加完善和严密。隋时改为鳞符，唐时为避先祖名讳，改为鱼符、龟符，还附加了身份的象征；宋以后皆用牌，虎符从此退出历史舞台。

虎符

古代帝王授予臣属兵权和调发军队的信物，多为青铜制，也有金、玉和竹质，伏虎形，分为左右两半，子母口。虎符的右半由中央保存，左半发给统领军队的将军，调动军队时，由皇帝派出的使臣持符相合，方能调兵。

秦廿六年铜诏版

——方寸之间法天下

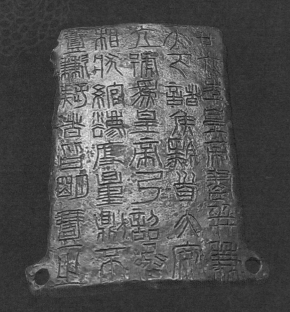

时　　代　秦朝

尺　　寸　长10.8厘米，宽6.8厘米，厚0.3厘米

重　　量　150克

属　　性　度量衡

收 藏 地　甘肃省镇原县博物馆

地　　位　国家一级文物，镇馆之宝

公元前 221 年，被后世称为"战略之父"的汉尼拔以 25 岁之龄，成为迦太基驻西班牙军队的最高统帅。为收复失地，他发动了跟罗马人的第二次布匿战争；在埃及，托勒密王朝换了法老，继承父亲王位的托勒密四世为争夺南叙利亚，与塞琉古帝国爆发了第四次叙利亚战争。

这一年，对于中国来说，则是掀开历史新篇章的一年。秦国，一个僻处西陲的镇边小国，经过坚持不辍的变法图强，终于在雄心非凡的嬴政手里，灭掉了所有对手，成为天下当之无愧的帝国。耐人寻味的是，帝国的葬送者胡亥，也在这一年呱呱坠地。

方寸之间法天下

秦廿六年铜诏版——

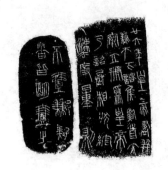

铜诏

⊡ 度量衡的过往

　　最早的关于度量衡的记载见传说中的黄帝"设五量"，其子少昊"同度量"，当时以手指和胳膊为单位，夏时以禹"身为度，称以出"，是最早的法定单位。

　　春秋战国时，群雄并立，各诸侯国内都有自己的法定度量衡，秦国也不例外。在商鞅变法时，他就制定了相关的标准，并亲自监造了一升铜量，上刻铭文，作为国家标准器颁行各地。

　　秦统一六国后，以商鞅制定的标准器为基础，对全国的度量衡进行了统一：长度采用十进制，以寸、尺、丈为单位；体积容量采用十进制，以合、升、斗、桶为单位；重量则以铢、两、斤、钧、石为单位，二十四铢为一两，十六两为一斤，三十斤为一钧，四钧为一石。

秦诏版

此诏版阴刻秦始皇二十六年（公元前221年）诏书小篆5行，共40字："廿六年，皇帝尽并兼天下诸侯，黔首大安，立号为皇帝，及诏丞相状、绾，法度量，则不壹，歉疑者，皆明壹之。"这篇诏书或在权、量上直接凿刻，或直接浇铸于权、量之上，更多地则制成一片薄薄的"诏版"颁发各地使用，这就是"秦诏版"。诏文的字体歌正瘦劲，笔画折多转少，结构渐方，疏密率意，跌宕生动。

꒰ 度量衡 ꒱

日常生活中用于计量物体长短、容积、轻重的器具的统称。其中计量长短的器具称为"度"，测定计算容积的器皿称为"量"，测量物体轻重的工具称为"衡"。

秦铜车马

——巡视天下的移动行宫

立车的御官俑，车上配有铜弩、铜盾、铜箭镞等兵器。

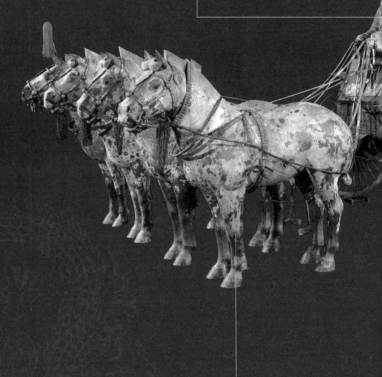

拉车四马，铜马身上的金银饰件约占零件总数的一半，雍容华贵。

安车的后室，用以供主人乘坐。主舆四周屏蔽，后边留门，顶部罩着一面椭圆形的穹隆式篷盖。

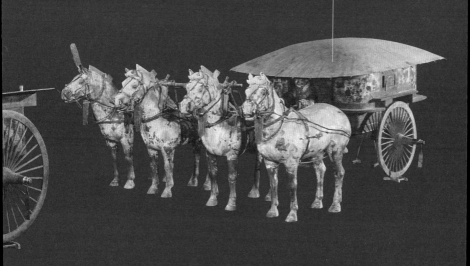

时　　代　秦朝

尺　　寸　一号铜车通长 225 厘米，高 152 厘米；重 1061 千克

　　　　　二号铜车通长 317 厘米，通高 106 厘米；总重量为 1241 千克

属　　性　代步车

出 土 地　陕西西安临潼区秦始皇帝陵封土西侧

收 藏 地　陕西秦始皇帝陵博物院

地　　位　国家一级文物，镇馆之宝，首批禁止出国（境）展览之一，青铜之冠

1980 年 10 月的一天，年轻的考古队长程学华如往常一样带着大家在秦始皇陵封土西侧挖掘，他们已经深入地下 7 米了，工作变得越来越枯燥。

队员杨绪德吃力地拔出探铲后，一个指头肚大小的圆珠子滚在了地上，擦去面上的泥土，竟发出金灿灿的光芒。仔细一看，程学华的头"嗡"地轰鸣了：金泡！这不正是自己一直在苦苦寻找的铜车马上的配饰吗？他拿起探铲激动地又探了一次，这次小心翼翼地扒去土层后，一个银泡、一片金块、一块金丝灯笼穗被带出了地面。突如其来的幸福，让他的手指不由自主地颤抖，程学华腿一软竟坐到了地上。

程学华曾无数次地在脑海里反复构想，那伴随秦始皇五次出巡的马车是如何气势非凡，车马仪仗是如何威武雄壮。而当这些东西第一次近在咫尺时，他却大脑一片空白，心跳激烈如鼓……

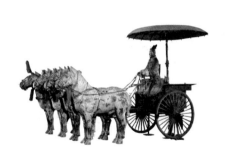

秦铜车马——

巡视天下的移动行宫

宣威定民的五巡

　　大秦帝国建立后，虽然各项制度随着一道道诏命的颁布有条不紊地推进，但秦始皇并没有立刻松一口气，这位被后人称为"千古一帝"的上位者，深知要确保帝国基业稳固，外敌内患都得一一平定。

　　公元前 220 年，刚忙完帝国初建各项事宜的秦始皇就从咸阳出发，踏上了西北边防的巡视之路。关中的安危取决于这个自古就是游牧民族活跃区的稳定与否。第二年，为震慑不安分的六国残余势力，秦始皇出巡齐楚旧地，同时封禅泰山，宣扬功德。第三年同线出巡，回咸阳时特意取道赵国旧地，敲打了一下赵国蠢蠢欲动

163

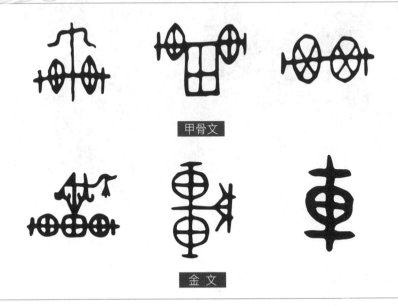

甲骨文

金文

的杀手们。两年后，内部平定，秦始皇第四次出巡，直奔北部边防。之后，大将蒙恬领兵30万北击匈奴，开修长城；通达全国的直道和驰道也逐渐完形。

公元前210年，49岁的秦始皇进行了人生最后一次出巡，在途中意外病亡于河北沙丘。

移动行宫

两千多年前的秦始皇出巡，该是多大的一副銮驾，人们已无从知晓，但就从出土的两驾铜车马来说，倒是可以管中窥豹。铜车马一共有两乘，均为单辕、双轮、四驾。一号为立车，内配兵器，警卫和征伐之用；二号为安车，供皇帝安坐或办公之用。

一号铜车马四面敞露，一顶高杠铜伞，伞身可自如调整遮光角度；伞柄可为矛，内中藏刃；危急时刻伞盖亦可为盾。伞盖下站一身后佩剑的御者，头戴双卷尾冠，双手握辔，目视前方。车上配有铜弩、铜盾、铜矢等兵器。

二号铜车马，穹隆式篷盖下分为前后两室，前室仅容御者就座，后室宽敞，可供主人或坐或卧。御者跽坐于车前室，手中紧握辔索。后室三侧有窗，后部留门。车舆内外遍刻精美纹饰，其中舆室屏蔽体和车盖以夔龙与凤鸟纹为主。

两辆铜车马按秦时真人车马 1/2 比例制作，共 3500 余个零部件，其中金银饰件重量超 14 千克，由铸造、镶嵌、焊接、子母扣连接、活铰连接等多种工艺组装而成，是中国考古史上出土的体型最大、结构最复杂、系驾关系最完整的古代车马，被誉为"青铜之冠"。

E 秦 驰 道

秦驰道是中国历史上最早的国道。公元前 220 年，即秦始皇称帝后的第二年，他就下令修筑以国都咸阳为中心、通往全国各地的驰道，还规定了标准尺寸：平坦处道宽五十步（约今 69 米），隔三丈（约今 7 米）栽一棵树，道两旁用金属锥夯筑厚实，路中间留出供皇帝出巡专车走的部分，类如现在的"公交专用道"。

当时以咸阳为中心的驰道，有：由咸阳出函谷关，沿黄河经山东定陶、临淄至成山角的东方大道；由咸阳至甘肃临洮的西北大道；由咸阳经陕西武关、河南南阳至湖北江陵的秦楚大道；由咸阳到巴蜀等的川陕大道；由南通蜀广、西南达广西桂林的江南新道；由九原（今

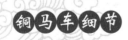

铜马车细节

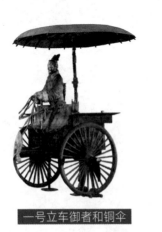

一号立车御者和铜伞

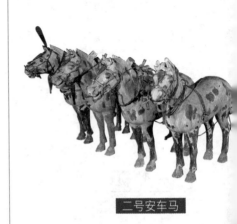

二号安车马

包头）大致沿长城东行至河北碣石的北方大道。此外，还有从云阳（今陕西淳化）至九原的长达900余千米的直道，相当于现在的"省道"。驰道主要方便皇帝出巡，直道则为了军事运兵便利。

不仅如此，秦始皇还命人在今秦岭、巴山、岷山之间修筑了数百千米的栈道。

秦朝的整个陆路交通网，覆盖了整个大秦疆土，尤其是中原地带原各国之间，更是驿路纵横。它们保证了秦帝国的政令顺畅下达，也促进了整个秦朝的经济和文化交流。

古车

相传为黄帝所造，以圆形木板为轮，夏时由奚仲改进为带辐条的空心车轮。盛行于商，多为单辕两轭。春秋战国时，造车技术已经非常成熟，战车成为主要的作战和代步工具。秦统一后，车辆开始标准化制造，汉时骑兵的出现使得战车消失。魏晋时流行牛车，宋时因为轿子的出现而逐渐淡出历史舞台。

时　　代　秦朝

尺　　寸　竹简长 23.1 ～ 27.8 厘米，宽 0.5 ～ 0.8 厘米

数　　量　1155 枚，残 80 枚

出 土 地　湖北省睡虎地秦墓

收 藏 地　湖北省博物馆

地　　位　国家一级文物，首批禁止出国（境）展览文物之一

云梦睡虎地秦简

——竹简里的秦朝百态

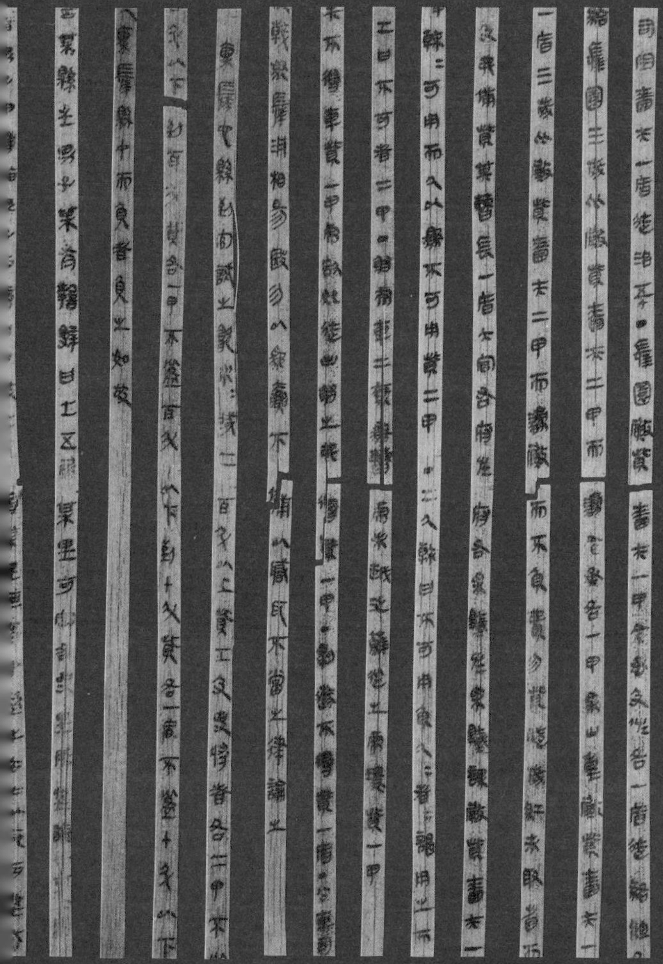

1975 年 12 月，湖北省云梦县的水利兴修工程正常开工，县城汉丹铁路西边睡虎地农田里，正在挖排水渠的农民突然有了不一样的发现：三米深处不但出现了青膏泥，甚至还露出了一角椁木。消息上报后，一支由陈振裕带队的考古队很快就来到了现场。

在这里，他们把发现的 12 个墓葬一一编号，并小心翼翼地打开和清理，其中最大的 11 号墓葬在清理时让大家面面相觑：躺在深积水中的墓主几乎没什么值钱的陪葬品，堆积四周的全是一卷一卷的竹简。得益于云梦泽的高水位，这批竹简成功躲过空气氧化，完好地保存了下来。

为了更好地保护它们，国家文物部门出面，把这 1155 枚珍贵的竹简脱水后装入玻璃试管内密封起来。就算在湖北省博物馆里，它们也很少露面。在业界的"识货者"看来，对于这批秦国历史的活化石来说，后人怎么保护都不为过……

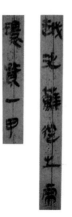

云梦睡虎地秦简——

竹简里的秦朝百态

📇 基层公务员喜

　　秦昭王四十五年（公元前262年），安陆市（今湖北孝感云梦县）一个中产家庭里迎来了新生命，围着这个眉清目秀的小男婴，兴奋的家人为他起名"喜"。自小聪慧、自律的喜，深受老师的喜爱。17岁时喜上了户籍；19岁被选为安陆市从事文书事务的小吏；20岁任安陆御史，职掌记事和文书；22岁任安陆令史，职掌文书；23岁任鄢县令史；28岁改任鄢县狱吏，掌管案件审理；29岁秦军伐赵，喜投笔从戎，随军作战数年。后回家乡任职，直到46岁死于任上。

　　由于喜一生所任的官职，都需要具备扎实的法律素养，因此秦律成为陪伴他最多的"朋友"。他将自己工作期间所涉及的法律条文，写成四万多字的竹简，方便随时翻阅。甚至，为了更好地胜任每一项工作，他还认真地研究了为官之道、治理之道、凶吉占卜、疾病医治等相关知识。他是如此喜欢这些东西，到死都没能放下。

关于秦史的"百科全书"

睡虎地秦墓竹简共计四万多字，墨书秦篆，内容分10部分：《秦律十八种》《效律》《秦律杂抄》《法律答问》《封诊式》《编年记》《语书》《为吏之道》，甲种与乙种《日书》。

除秦时律法外，其中《封诊式》堪称世界上最早的刑事侦查书籍，内含治狱、讯狱的条例及秦时官吏书写各类文书的示范；《语书》相当于秦时省一级向县、乡级下发的官方通告；《效律》涉及财务审计和考核；《日书》两种则是秦人在日常生活遇重大事件时，选择吉凶宜忌的参考书，里面还有一些病理医术。

这些内容虽然庞杂，但为还原秦国当时最真实的历史，为后人研究秦代文化，提供了一个"百科全书"式的视角。不仅如此，它们还成为后人研究隶书起源和发展的重要资料。

▊ 事无巨细的秦法

竹简中关于法律部分共记载法条 600 多条，包括律文、问答和一些文书资料，约 1.7 万字，对农田水利、山林保护、牛马饲养、粮食储存、货币流通、市场管理、工程兴建、徭役征发、刑徒监管、官吏任免、军爵赏赐及偷盗斗殴、诅咒诽谤、妄言妄议、不孝、乱伦、危害国家安全、破坏公共秩序、谋反、通敌等方面都做了非常详细和严厉的惩罚规定。

甚至在很多日常小事上，秦律也做了很细致的规范。如未经主人允许盗采别人桑叶不满一钱者，要罚 30 天劳役；遇上当众行凶者而不施以援手，要罚两套铠甲；60 岁以上老人告发晚辈不孝顺，应立即抓捕不孝子；小偷入室伤人，如邻居听到呼声不救，责罚，如邻居不在家可免责，但相当于现在村长或居委会主任的里典、伍老则不论在不在家都不能免责。法律甚至还关注到了环保方面。如早春二月，禁止砍伐树木；不到夏季七月，不许烧草及采摘植物幼芽；禁止伤害幼鸟幼兽、毒杀水生动物等。

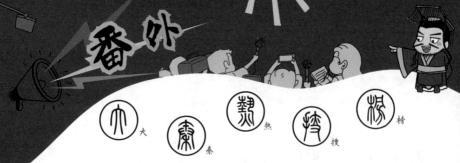

番外

大秦热搜榜

微秦榜单	24h 热评榜
1 始皇帝否认自己"穿越"	402.5 万
2 公子扶苏不敌胡亥受宠，减数起边疆	398.0 万
3 战神蒙恬驻守上郡，叔叔哀叹丧胆	350.8 万
4 赵高靠口才免罪引热议	298.7 万
5 一松树因面意外获爵	248.2 万
6 ……	

1 分钟前　　　　　　　　　　　　　　　　　…

① 平六国、创帝制、书同文、车同轨、行同轮、定度量衡、行郡县、修直道、筑长城、征百越、击匈奴……对于智商高达 148 的朕来说，这都不叫事儿。

诬蔑我穿越的人，不但严重侮辱了朕的 IQ，还冒犯了朕的尊严，逮着享受 VIP 私人待遇，朕将亲自伺候 500 鞭！

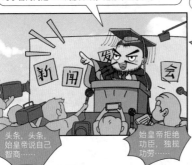

头条，头条，始皇帝说自己智商……

始皇帝拒绝功臣，独揽功劳……

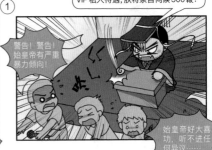

警告！警告！始皇帝有严重暴力倾向！

始皇帝好大喜功，听不进任何异议……

② 身为长子，理应为父皇分忧。人生处处皆学问，在这里，我成长了。

蒙恬是谁？大秦战神啊，兵家和法家皆通，又这么年轻英俊……

这是未来领导下放锻炼来了，还借我之手保护，好手段……

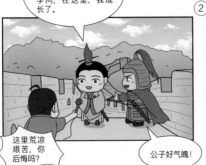

这里荒凉艰苦，你后悔吗？

公子好气魄！

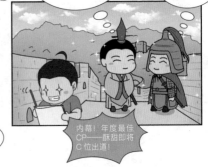

内幕！年度最佳 CP——酥甜即将 C 位出道！

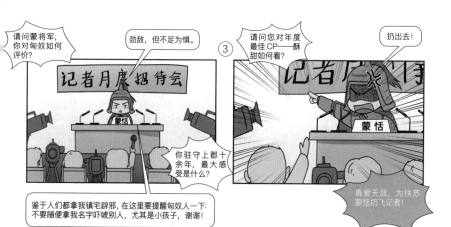

③

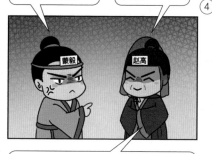

④

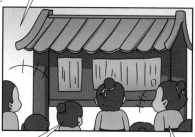

⑤

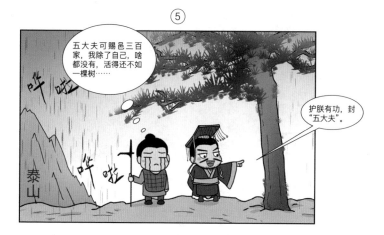

图书在版编目（CIP）数据

我们是历史：藏在国宝背后的故事：共 4 册 / 陈晓
敏著. —北京：北京理工大学出版社，2021.5
　ISBN 978 - 7 - 5682 - 9128 - 6

　Ⅰ . ①我… Ⅱ . ①陈… Ⅲ . ①文物—介绍—中国
Ⅳ . ①K87

中国版本图书馆 CIP 数据核字（2020）第 192665 号

我们是历史：藏在国宝背后的故事

出 版 发 行 / 北京理工大学出版社有限责任公司

社　　　　址 / 北京市海淀区中关村南大街5号

邮　　　　编 / 100081

电　　　　话 /（010）68914775（总编室）

　　　　　　　（010）82562903（教材售后服务热线）

　　　　　　　（010）68948351（其他图书服务热线）

网　　　　址 / http://www.bitpress.com.cn

经　　　　销 / 全国各地新华书店

印　　　　刷 / 雅迪云印（天津）科技有限公司

开　　　　本 / 880 毫米 × 1230 毫米　1/32

印　　　　张 / 22

字　　　　数 / 334 千字　　　　　　　　　　　　　责任编辑 / 田家珍

版　　　　次 / 2021 年 5 月第 1 版　2021 年 5 月第 1 次印刷　文案编辑 / 申玉琴

审　图　号 / GS（2020）5358号　　　　　　　　　责任校对 / 刘亚男

定　　　　价 / 168.00元（共 4 册）　　　　　　　　责任印制 / 李志强